산부인과 의사 엄마의
첫 임신·출산 핵심 가이드

Sanfujinkai Mama No Ninshin Shussan Perfect Book by Song Mihyon

Copyright ⓒSong Mihyon 2014
All rights reserved.
Original Japanese edition published by Metamor Publishing Co., LTD.

Korean translation copyright ⓒ2015 by The Soup Publishing Co.,
This Korean edition published by arrangement with Metamor Publishing Co., LTD. Tokyo,
through HonnoKizuna, Inc., Tokyo, and EntersKorea Co., Ltd.

이 책의 한국어판 저작권은 ㈜엔터스코리아를 통해 저작권자와 독점 계약한 도서출판 더숲에 있습니다.
신 저작권법에 의하여 한국 내에서 보호를 받는 저작물이므로 무단전재와 무단복제를 금합니다.

* 에밀은 도서출판 더숲의 임프린트입니다.

일러두기

• 산전 정기 검사(117쪽)는 저작권자와의 협의 후 감수를 거쳐 국내(한국)의 실정에 맞게 교체하였습니다.

• 임신부 약품표(62~63쪽)는 약 복용의 과도한 안전 규제로 인한 임신 여성들의 고생을 덜어주고자 저자가 세계적 의학 자료를 토대로 구성한 것입니다. 이 정보를 참고로 하여 의사 또는 약사와 상의할 수 있습니다.

예비 엄마들을 위한
닥터 맘의 34가지 처방전

산부인과 의사 엄마의
첫 임신·출산 핵심 가이드

송미현 지음 : 황혜숙 옮김 : 이석수 감수

에밀
E-MEAL

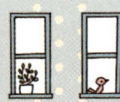

들어가기에 앞서____

- **2~10개월 임신 달력**
  그림으로 보는 아기의 성장과 엄마의 변화,
  임신 중 스스로 할 수 있는 일과 병원을 통해 준비할 사항까지
  개월별로 꼼꼼하게 체크해 보자!

- **초음파 사진 보는 방법**
  정기 검사의 즐거움, '초음파 검사'.
  임신 주수와 날짜, 출산 예정일, 태아의 발육 지표까지 스스로 읽기!

2~10개월 임신 달력

임신 초기
2개월차
5~8주

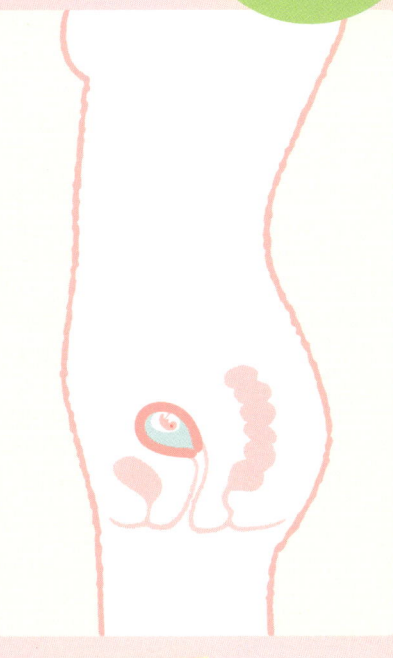

아기의 성장

데이터(8주 말)

> 신장(머리부터 엉덩이까지 길이): 약 1.5cm
> 체중: 약 4g

마지막 생리 시작일을 1개월 1주째 1일로 하고 3주째에 수정하고, 4주째에 수정란이 착상한다. 그 후 2개월 5~8주째 아기는 아직 작고 물고기처럼 아가미와 꼬리가 있어서 '태아(胎兒)'가 아닌 '태아(胎芽)'라고 불리는 단계다. 이 태아는 '태낭'이라는 주머니 속에서 난황 주머니로부터 영양을 받으면서 조금씩 성장해 6주째부터는 중추 신경이나 심장, 폐 같은 주요 신체 기관의 기초가 생기기 시작한다. 이때가 '기관 형성기'다. 8주 말에는 손발이나 머리 부분의 원형도 생기고 심장 박동도 확인할 수 있다. 이와 동시에 모체로부터 영양을 전달받기 위한 태반이나 탯줄도 만들어지기 시작한다.

스스로 할 수 있는 일

- **임신 진단 시약으로 체크**

시중에서 판매되는 임신 진단 시약으로 임신 유무를 확인하자.

병원에서 하는 일

- **초진**

모체의 건강 상태, 정상적으로 임신했는지를 진찰한다. 8주경까지 모체의 심장 박동도 확인한다.

필요에 따라 하는 검사
질 분비물 세균 검사(용혈성 연쇄구균 감염 검사)
톡소플라스마 검사

엄마의 변화

데이터

> 자궁의 크기: 원래대로인 달걀의 1.5배 정도
> 표준 체중증가: 없음

많은 사람이 임신 진단 시약을 사용하거나 산부인과 진단을 통해 임신했다는 사실을 알게 되는 시기다. 빠른 사람은 7주 정도부터 입덧이 나타나기도 하고 쉽게 피로해지거나 졸음이 오는 신체 변화를 느끼기도 한다(40쪽 참조). 이런 변화와 함께 호르몬이 급격히 변화하면서 감정의 기복이 심해지고 안절부절못하고 불안해진다. 이때는 무리하지 말고 몸의 컨디션에 따라 행동하며 임신을 긍정적으로 받아들일 수 있도록 하자.

임신 초기
3개월차
9~12주

아기의 성장

데이터(12주 말)

신장: 약 9cm
체중: 약 20g(딸기 정도의 무게)

3개월 9주째가 되면 계속해서 태아의 기본적인 신체 기관이 형성된다. 심장이나 뇌, 간, 신장과 같은 내장의 기본은 이미 갖추어져 있고 눈이나 코, 입과 같은 얼굴의 일부, 치아나 손톱, 머리카락의 원형, 뼈나 근육도 생기기 시작한다.
그러다 12주 말에는 기관 형성기가 끝난다. 손가락과 발가락도 점점 아기다운 모양으로 변해간다. 또 아기는 태내에서 신체나 손발을 움직이거나 양수를 마시기도 하고 오줌도 싼다. 또한 주로 난황 주머니로부터 영양을 공급받지만 태반에서도 조금씩 영양을 공급받기 시작한다.

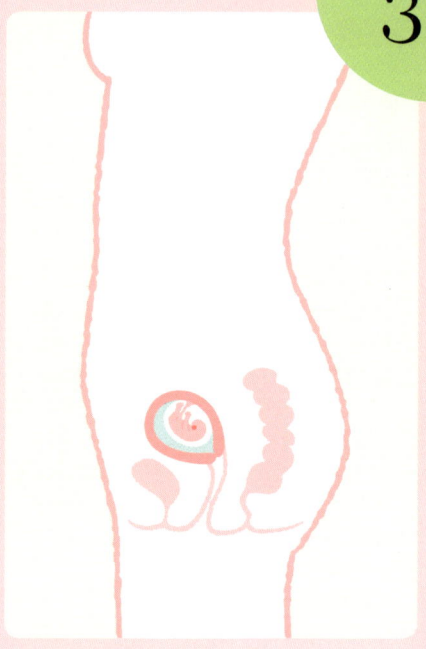

스스로 할 수 있는 일

● 산모 수첩 관리
병원에서 지급하는 산모 수첩을 잘 관리한다.

병원에서 하는 일

● 임신 진단
산전 초기 검사(혈액 검사)를 받고, 예정일을 수정하기도 한다.

필요에 따라 하는 검사
융모 검사(9~13주경)
NIPT(10주 전후)
초기 태아 초음파 스크리닝
(NT, 코뼈, 삼첨판, 정맥관 등 10주~13주)

엄마의 변화

데이터

자궁의 크기: 주먹 크기
표준 체중증가: 없음

개인차는 있지만 9~11주경에는 입덧이 절정에 달하는 임신부가 많아 대단히 힘든 시기이다. 아직 아기가 작아서 그다지 많은 영양을 필요로 하지는 않으므로 무리하지 말고 뭐든 먹을 수 있는 음식을 섭취한다(78쪽 참조).
외관상 눈에 띄는 변화는 없지만 자궁이 조금씩 커지므로 하복부가 당기거나 화장실을 자주 가게 되고 변비에 걸리는 사람도 있다. 또한 가슴에도 변화가 나타나기 시작해서 전체적으로 부풀고 유두가 검어지는 사람도 있다. 아직 불안정한 시기이므로 너무 무리하지 말고 피곤하면 바로바로 쉬도록 하자.

임신 초기
4개월차 13~16주

아기의 성장

데이터(16주 말)

신장: 약 16cm
체중: 약 100g(레몬 정도의 무게)

기관이 발달하면서 뇌세포를 이어 주는 신경 회로도 발달한다. 피부도 조금씩 두꺼워지고 태모가 자라기 시작한다.
몸이나 손발의 뼈와 근육 등이 발달하는 데다가 양수의 양도 늘어서 아기는 배 안에서 자유로이 손발을 움직이고 회전하는 등 다양하게 움직인다. 그리고 이 무렵부터 양수를 마시고 토하고 하면서 호흡을 연습하거나 손가락을 빨기 시작한다.
16주경에는 태반이 완성되어 아기에게 필요한 산소와 영양소가 모체로부터 전달되고, 아기에게 불필요한 이산화탄소나 노폐물은 모체로 돌려보내는 시스템이 완성된다.

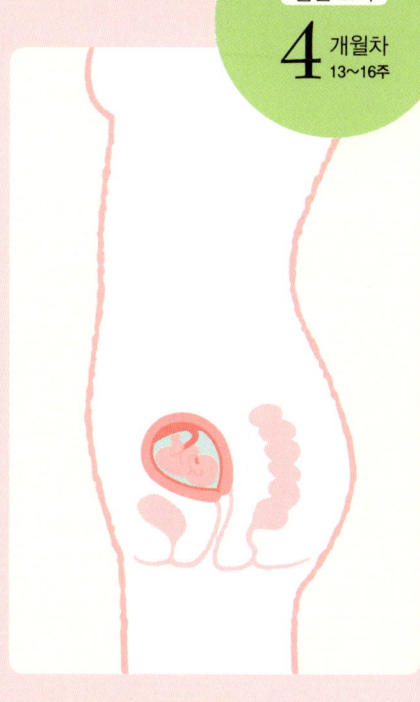

스스로 할 수 있는 일

● 주위에 임신했음을 알리기
일을 하는 사람은 출산 휴가나 육아 휴직 등을 서서히 계획할 시기다.

병원에서 하는 일

● 산전 정기 검사(4주에 1번)

필요에 따라 하는 검사
초기 태아 초음파 스크리닝
(NT, 코뼈, 삼첨판, 정맥관 등 10주~13주)
트리플 검사, 쿼드 검사(16주~18주경)
양수 검사(16주~18주경)

엄마의 변화

데이터

자궁의 크기: 유아의 얼굴 크기
표준 체중증가: +1~1.5kg

13주가 지나면 초기 유산의 위험이 줄고 입덧도 가라앉는다. 그래서 식욕이 는다는 사람도 있지만 적당량의 균형 잡힌 식사와 가벼운 운동으로 지나치게 살이 찌지 않도록 하자.
또한 다리 저림, 변비 등의 사소한 문제들로 고민하게 된다. 근본적인 해결은 어렵지만, 문제에 맞는 해결책을 찾아보자(87쪽 참조).
이 무렵부터 배가 불러오는 것이 조금씩 눈에 띄고 가슴도 커진다.

임신 중기
5 개월차
17~20주

아기의 성장

데이터(20주 말)

> 신장: 약 25cm
> 체중: 약 250g(자몽 정도의 무게)

계속해서 뼈나 근육이 발달할 뿐만 아니라 온몸에 엷게 '태지'라고 하는 지방이 붙으면서 둥그레지고 붉은 기가 돌면서 더 아기답게 변해 간다. 나아가 온몸에 '태모'라고 불리는 털이 난다.
한편 몸의 내부에서는 소화액이 분비되기 시작하고 심장이 요동치고 생식기도 형성된다. 여자아이는 난자의 요소가 되는 원시 난포도 생긴다. 그리고 아기가 어느 쪽을 향해 앉아 있느냐에 달려 있지만 일단은 초음파로 성별을 알 수가 있다. 나아가 신경 회로가 발달하고 귀도 조금씩 들리기 시작한다.

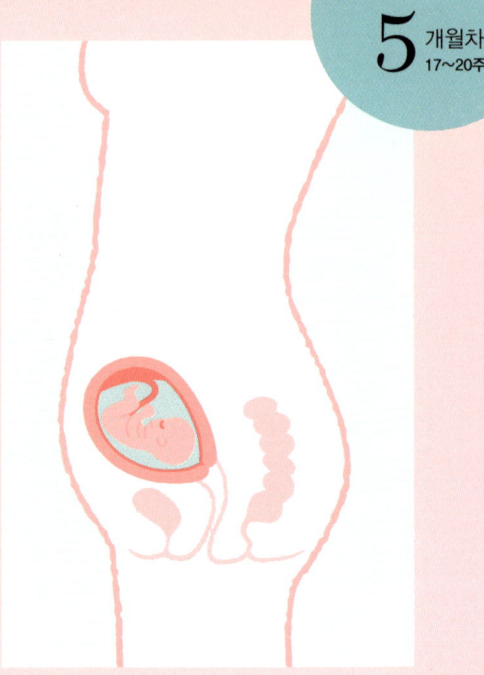

스스로 할 수 있는 일

● 예비 부모 교실, 또는 산모 교실 방문하기
임신 중기부터 공공 기관이나 병원, 각종 기업체 등에서 개최하는 각종 교육 강연을 찾아가 보자.

병원에서 하는 일

● 산전 정기 검사(4주에 1번)
복부 초음파로 태아의 발달이나 태반, 배꼽 등을 체크한다(19~24주경).

필요에 따라 하는 검사
트리플 검사, 쿼드 검사(16주~18주경)
양수 검사(16주~18주경)

엄마의 변화

데이터

> 자궁의 크기: 어른의 얼굴 크기
> 표준 체중증가: +1.5~2.5kg

이제는 안정기에 접어들면서 훨씬 편안해지고 빠른 사람은 태동을 느끼기 시작한다. 배가 부르고 가슴도 커져서 몸이 전체적으로 두리뭉실해진다.
이 무렵이 되면 호르몬의 영향으로 기미가 늘거나 임신선이 짙어지고 체모가 진해진다. 하지만 출산 후에는 임신선이 서서히 사라지므로 걱정하지 않아도 된다. 또 출산을 향해 가는 과정에서 골반도 이완되면서 허리나 넓적다리 등에 통증을 느끼기 쉬운데 힘들면 골반 벨트나 습포 등을 사용하자(87쪽 참조).

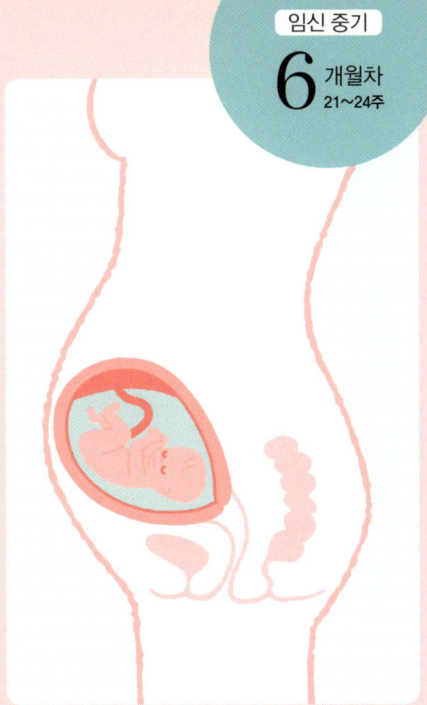

임신 중기
6개월차
21~24주

아기의 성장

데이터(24주 말)

신장: 약 30cm
체중: 약 650g(멜론 정도의 무게)

아기의 체중이 갑자기 느는 시기다. 골격이나 근육도 튼튼해지고 눈썹과 속눈썹도 나고 눈꺼풀도 생긴다. 전체적인 몸의 균형이나 얼굴 모양이 신생아에 가까워진다. 동시에 뇌가 성장하면서 몸이나 눈을 크게 움직이거나 입술을 움직이는 등 많은 동작을 할 수 있다.
21주경에는 내이(內耳)가 완성되어 자궁 안의 소리, 엄마의 내장 소리나 목소리가 들리기 시작한다. 그리고 아직은 엄마의 태반으로부터 산소를 공급받고 있지만 태어나면서부터 스스로 호흡해야 하므로 폐도 조금씩 발달해 간다.

스스로 할 수 있는 일

● 출산 준비 시작
입원에 필요한 물건, 출산 후에 쓸 아기 용품 리스트를 만들어 준비해 둔다.

● 보육 시설 알아보기
일을 하는 임신부는 아직 몸을 움직일 수 있을 때 보육 시설을 찾아 두는 것이 좋다.

병원에서 하는 일

● 산전 정기 검사(4주에 1번)

필요에 따라 하는 검사
중기의 태아 초음파 스크리닝:
초기 태아 초음파 스크리닝에서는 알 수 없는 아기의 신체 구조나 발육을 체크하는 검사다.

엄마의 변화

데이터

자궁의 크기: 어른의 얼굴 크기
표준 체중증가: + 2.5~3.5kg

대부분 힘찬 태동을 느끼기 시작하면서 더욱 임신했다는 실감이 난다. 한편 자궁은 배꼽 부분까지 올라와서 혈관이나 내장 기관을 압박하기 시작한다. 그 때문에 정맥류가 생기거나 치질이 생기기도 한다. 정맥류는 압박 스타킹 등을 사용해 보고, 치질은 병원에서 상담받기 바란다(87쪽 참조).
또한 갑자기 배가 불러서 몸의 중심이 바뀐다. 처음에는 익숙하지 않아서 폭이 좁은 계단에서도 넘어지기 쉬우므로 주의하자.

임신 중기 7개월차 25~28주

아기의 성장

데이터(28주 말)

- 신장: 약 35cm
- 체중: 약 1kg(양배추 정도의 무게)

피하 지방이 늘고 조금씩 통통한 아기다운 모습으로 변해 간다. 또 뇌나 신경 회로가 더욱 발달해서 손발을 크게 뻗거나 자주 손장난을 치는 등 자신의 움직임을 조절할 수 있다. 반사 신경이 갖춰지기 시작해서 크게 움찔할 때도 있다.

그리고 시각이나 후각, 청각과 미각, 촉각 등의 오감도 더 발달한다. 나아가 아기의 자세에 따라 다르지만 대체로 31주까지 성별을 알 수 있다. 알고 싶은 사람은 담당 의사에게 물어본다.

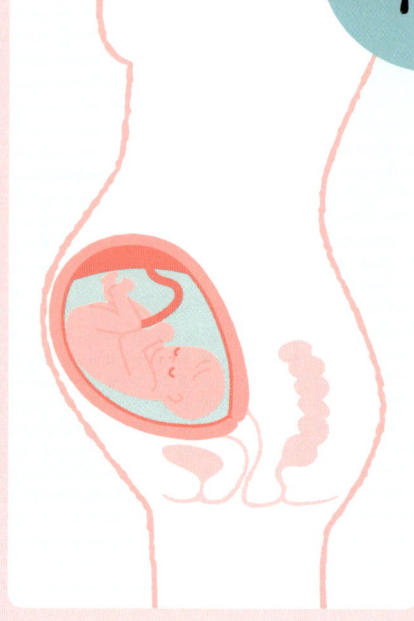

스스로 할 수 있는 일

● 입원 준비

이 시기가 되면 급히 입원해야 하는 일도 있으므로 미리미리 준비해 두면 걱정이 없다.

병원에서 하는 일

● 산전 정기 검사(2주에 1번)

필요에 따라 하는 검사
임신성 당뇨병 검사(24~28주)

엄마의 변화

데이터

- 자궁의 크기: 22~24cm
- 표준 체중증가: +3.5~5kg

안정기로 접어드는 후반이므로 심신 모두 편안한 시기지만 배가 점점 커져서 자궁이 내장을 압박하므로 소화가 잘 안 될 수 있다. 그러므로 식사를 조금씩 나누어 하거나 소화가 잘되는 음식을 섭취하자. 또한 피로나 현기증이 느껴질 때는 앉거나 누워서 적당한 휴식을 취한다. 직장에서 힘들 때는 참지 말고 휴식을 취하도록 하자. 의사에게 소견서를 써 달라고 하는 것도 좋은 방법이다.

임신 후기
8개월차 29~32주

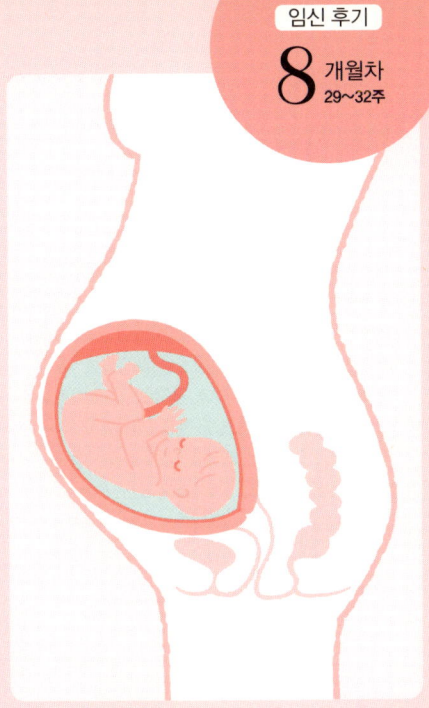

아기의 성장

데이터(32주 말)
- 신장: 약 40cm
- 체중: 약 1.5kg

몸이 커지면서 많은 아기들이 머리를 아래로 향하고 몸을 둥글린 자세로 정착한다. 아기의 몸 안에서는 골수에서 적혈구가 만들어지기 시작하는가 하면 미숙하지만 호흡이나 소화, 체온 조절도 조금씩 기능을 발휘하기 시작한다. 나아가 수면과 각성 리듬도 습득한다. 이렇게 32주가 끝날 무렵에는 뇌와 폐, 소화 기관 이외에는 모두 성숙한 상태가 된다.
더불어 엄마로부터 면역 글로불린을 많이 전달받는 시기인데, 이 물질이 출생 후 약 6개월 때까지 아기를 지켜 준다.

스스로 할 수 있는 일

● **출산 후의 생활 준비**
퇴원 후에는 아기를 돌보느라 바빠지므로 할 수 있는 여러 가지 준비를 해 두자.

● **아기 이름 짓기**
출산 후 한 달 이내에 출생 신고를 해야 하므로 이름 몇 가지를 생각해 둔다.

병원에서 하는 일

● **산전 정기 검사(2주에 1번)**
복부 초음파로 태아의 발달과 자궁 경관 길이를 체크한다.
혈액 검사에서는 빈혈이 있는지 확인한다.

필요에 따라 하는 검사
임신성 당뇨병 검사(24~28주)

엄마의 변화

데이터
- 자궁의 크기: 25~28cm
- 표준 체중증가: +5~6.5kg

임신 후기에 접어들면 자궁이 명치 있는 곳까지 올라와서 압박감을 느끼는 사람이 많다. 또한 배가 튀어나와 발이 잘 안 보이므로 계단 등에서 항상 조심해야 한다.
배가 자주 당기지만 조금 앉거나 누워 있으면 가라앉으므로 걱정하지 않아도 된다(83쪽 참조). 그래도 가라앉지 않거나, 평소와는 다른 느낌이 들 때는 지체 없이 병원에 간다. 빈혈이나 임신 고혈압 증후군 같은 문제도 많이 생기는 시기이므로 걱정되는 증세가 있으면 주치의와 바로 상담하기 바란다.

임신 후기
9개월차 33~36주

아기의 성장

데이터(36주 말)

신장: 약 45cm
체중: 약 2kg

이 시기의 아기는 4등신으로 태도도 빠지고 머리카락이나 손톱이 자란다. 또 체지방이 붙어 통통해져서 신생아다운 외모가 된다. 체지방은 바깥 세상에 나왔을 때 체온을 유지하는 데 꼭 필요한 물질이다. 그 밖에 골격도 거의 완성되고 심장 박동이나 호흡도 안정되어 출산 시 큰 문제가 없으면 출산 후에도 생존 확률이 높다. 더불어 양수의 양은 33주경에 최고조에 달하고 그 후로는 아기가 차지하는 면적이 넓어지면서 감소한다. 이때 아기는 양수에 떠 있다기보다 자궁벽에 기대 있는 모양이다.

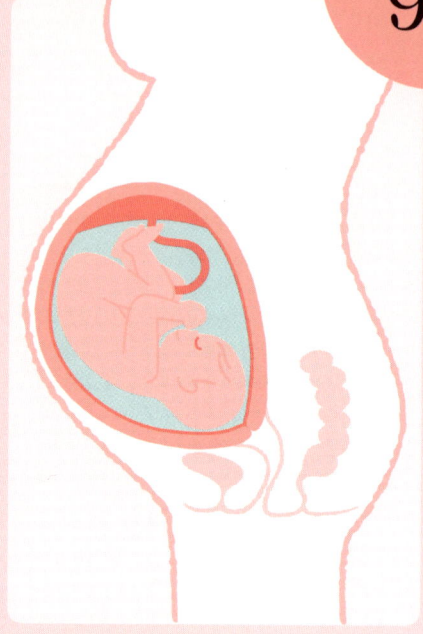

스스로 할 수 있는 일

- 각종 수속 준비

출산 장려금, 육아 수당 등을 확인하고 받을 준비를 하자.

병원에서 하는 일

- 산전 정기 검사(2주에 1번)

필요에 따라 하는 검사
질 분비물 세균 검사

엄마의 변화

데이터

자궁의 크기: 28~31cm
표준 체중증가: +6.5~8kg

이제 배가 불러서 숨쉬기가 힘들고 누워 있거나 같은 동작을 계속하면 괴롭다. 자주 자세를 바꾸고 한쪽으로 눕거나 쿠션 등을 이용해서 자신에게 가장 편한 자세를 찾아 보자.
또한 엄마의 몸 안에서는 혈액 순환을 원활히 하고 아기에게 영양분을 주기 위해 혈액이 는다. 이는 분만 시 출혈에 대비하기 위함이기도 하다. 빈혈 증세를 보이는 사람도 있지만 일어날 수밖에 없는 변화이므로 지나치게 걱정하지 않는다.

임신 후기
10 개월차
37~40주

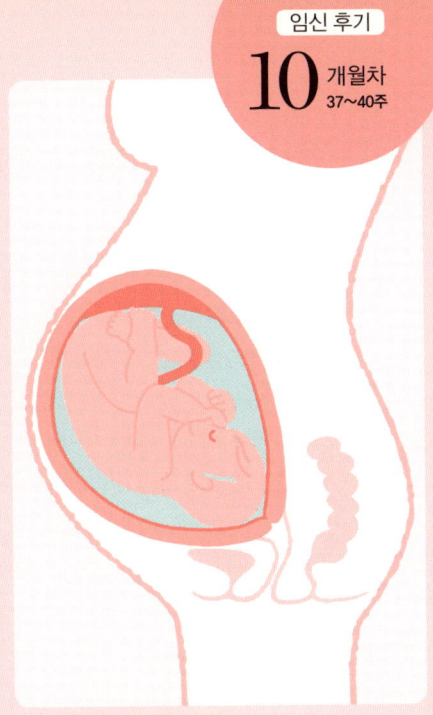

아기의 성장

데이터(40주 말)

> 신장: 약 50cm
> 체중: 약 3kg

아기는 온몸에 분홍빛이 돌고 피부에 윤기가 흐르며 태모나 태지는 조금씩만 남아 있다. 피하 지방이 늘어 더 통통해진다.
뇌뿐 아니라 뼈와 근육, 소화 기관 등 모든 내장 기관도 충분히 성장하고 기능도 발달한다. 아기의 장 안에 초록색 태변이 쌓이기 시작하는데 이를 태어나자마자 배설한다.
38주 이후로 접어들면 언제 태어나도 문제는 없다. 출산이 가까워지면서 머리를 밑으로 한 아기는 조금씩 엄마의 골반 안으로 내려가서 태어날 준비를 시작한다.

스스로 할 수 있는 일

● 입원 준비물을 정리해 둔다.
외출했다가도 진통이 오면 바로 입원할 수 있도록 가족들에게 준비물을 알려 준다.

병원에서 하는 일

● 산전 정기 검사(1주에 1번)
복부 초음파로 태아의 발달을 평가하고 필요에 따라 내진을 한다(38~41주경).
혈액 검사에서는 빈혈 등이 있는지 확인한다(38주경).
※ 예정일을 넘긴 41주 이후에는 한 주에 2번 가기도 한다.

필요에 따라 하는 검사
태동 검사:
진통이 오지 않은 상태에서 태아의 심장 박동을 확인하는 검사다.

엄마의 변화

데이터

> 자궁의 크기: 32~35cm
> 표준 체중증가: +7~12kg

10개월이 되면 뱃속의 아기가 골반 안으로 내려오므로 식욕이 없었던 사람도 좀 더 먹을 수 있다. 한편 출산을 위해 골반이 넓어지고 그로 인해 골반이나 골반저근에 또 다른 압력이 가해지므로 골반이나 치골, 넓적다리가 아프다는 사람도 많다.
또한 출산이 다가오면 불규칙한 '전구 진통'을 하거나 소량의 출혈이 보이기도 한다(133쪽 참조). 이슬과 파수, 전구 진통과 진통 등을 잘 구별하지 못하겠다거나 어떤 변화가 느껴진다면 당황하지 말고 병원에 연락하자.

※ 임신 42주 이후는 예정일이 지난 시기로 양수 부족이나 양수 혼탁 등 합병증이 일어날 수 있으므로 주의한다. 문제가 있을 때는 유도 분만을 하기도 한다.

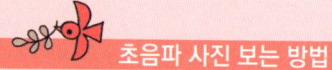
초음파 사진 보는 방법

초음파 검사는 정기 검사의 즐거움

임신부에게 귀여운 아기의 얼굴이나 모습을 알 수 있는 초음파 검사를 받는 것은 굉장한 즐거움이다. 필자도 산부인과 의사라는 특권을 이용해서 자주 검사를 받곤 했다. 아기의 모습을 확인할 때마다 안심도 되고 애정도 더 깊어졌던 기억이 난다.

그런데 초음파 검사는 어떤 원리로 아기를 볼 수 있는 것일까? 이는 탐촉자(probe)라는 기구에서 몸으로 초음파를 내보낸 후 돌아오는 신호를 화면으로 옮겨서 신체의 단면을 보는 원리다. 원래는 아기의 얼굴을 보기 위함이 아니라 건강하게 자라고 있는지를 확인하기 위한 검사다.

검사 방식으로는 질 안으로 탐촉자를 넣는 경질 초음파 검사(임신의 아주 초기이거나 조산의 위험이 있는 경우 제한적으로 사용)와 배 위에 탐촉자를 대는 복부 초음파 검사(주로 임신 8주 이후에 일반적으로 사용) 등이 있다.

사진 보는 방법을 배워서 초음파를 더 즐기자

초음파 검사를 하면 아기의 얼굴이나 뼈, 손발, 다양한 장기의 발달 상황 등 많은 것을 알 수 있다. 그 밖에도 머리 부분, 배의 단면, 대퇴골(넓적다리 뼈) 등의 크기를 재서 출산 예정일이나 체중도 추측할 수 있고 태반의 위치나 양수의 양도 알 수 있다. 또한 남자아이인지 여자아이인지 성별도 구분할 수 있다.

그런데 대부분 정기 검사 후에 사진을 인쇄해서 주지만 막상 집에 돌아와서 보면 낯선 기호도 많고 어떻게 보는 것인지 몰라 곤란할 때가 많다. 그래서 여기서 초음파 사진 보는 방법을 소개하고자 한다.

경질 초음파 검사
태아가 너무 작아서 복부 초음파 검사로는 확인할 수 없는 임신 초기에 하는 검사로 질 안에 길고 가는 탐촉자를 넣어 검사한다.

복부 초음파 검사
배 위에 전용 젤을 바르고 탐촉자를 대서 검사한다. 다양한 각도에서 볼 수 있고 보이는 범위도 넓다.

경질 초음파 검사

(*초음파 사진은 병원마다, 또 초음파 기기에 따라 다를 수 있습니다.-감수자)

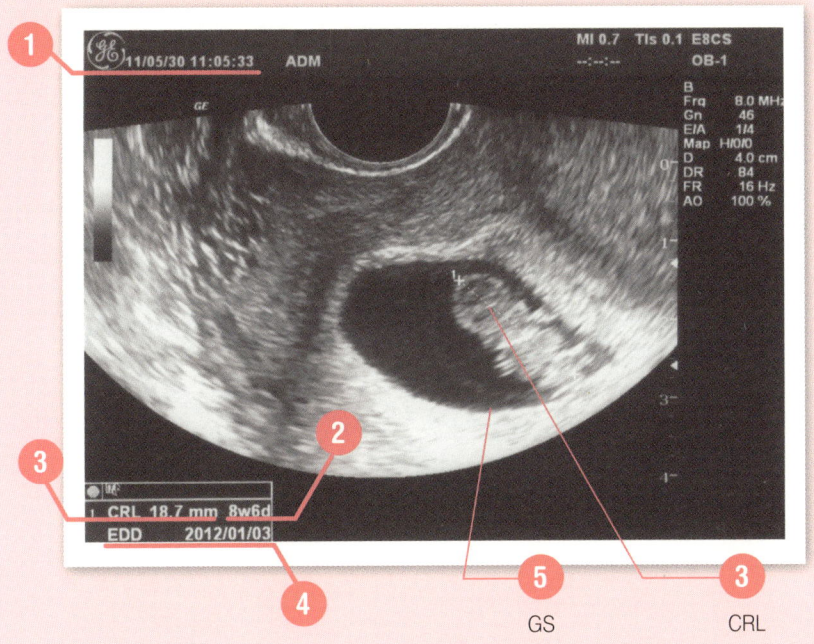

GS   CRL

1 초음파 검사를 한 날짜

2 임신 주수와 날짜
'w'는 'week'의 약자로 주수를 'd'는 'day'의 약자로 날짜수를 표시한다. 이 사진은 8w6d이므로 8주 6일째라는 뜻이다.

3 CRL(머리에서 엉덩이 길이)
이 길이에 개인차가 없는 8~11주경에 측정해서 임신 주수를 수정한다.

4 EDD(출산 예정일)
수정된 주수로 산정한 출산 예정일이다.

5 GS(태낭)
아기를 둘러싼 주머니다. 이 태낭을 확인해야 비로소 임신이 확정된다.

복부 초음파 검사

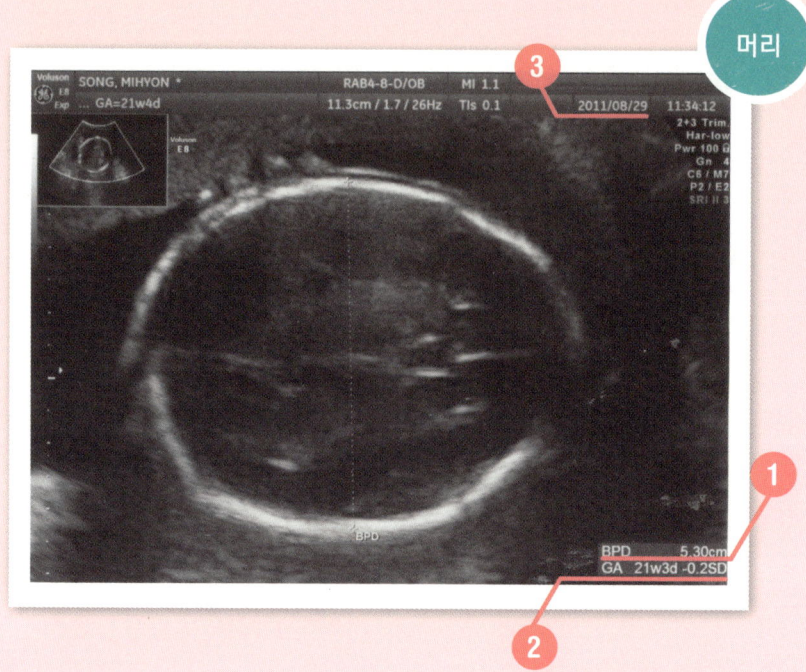

1. **BPD(태아 머리 둘레)**
아기의 머리 좌우의 폭을 말한다. 임신 13주 이후는 CRL(머리에서 엉덩이 길이)에 개인차가 생기지만 BPD는 개인차가 적다.

2. **GA(임신 주수, 날짜)**
'w'는 'week'의 약자로 주수를, 'd'는 'day'의 약자로 날짜수를 표시한다. 이 사진은 21w3d이므로 21주 3일째라는 뜻이다.

3. 초음파 검사를 한 날짜

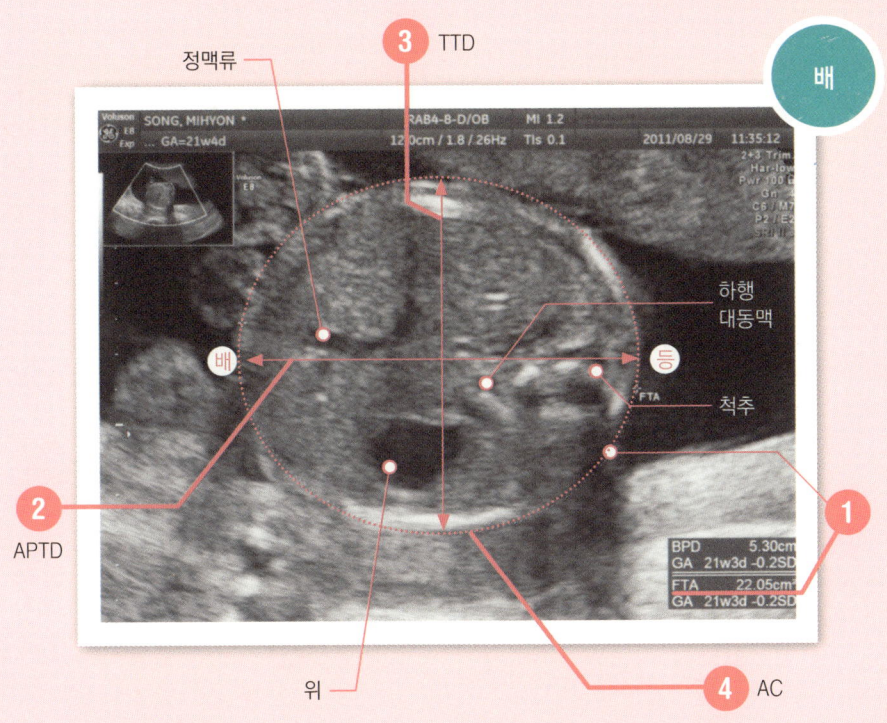

1. **FTA(태아 구간 횡단 면적)**
아기의 배꼽 주변 몸통의 단면적

2. **APTD(배의 두께)**
아기의 배의 앞뒤 폭. FTA가 아닌 이 수치와 TTD를 같이 사용할 때가 있으며 발육 지표의 하나다.

3. **TTD(옆구리 폭)**
아기 배의 좌우 폭. 발육 지표의 하나다.

4. **AC(배 둘레)**
APTD와 TTD로 산출하는 아기의 배 둘레 사이즈.

복부 초음파 검사

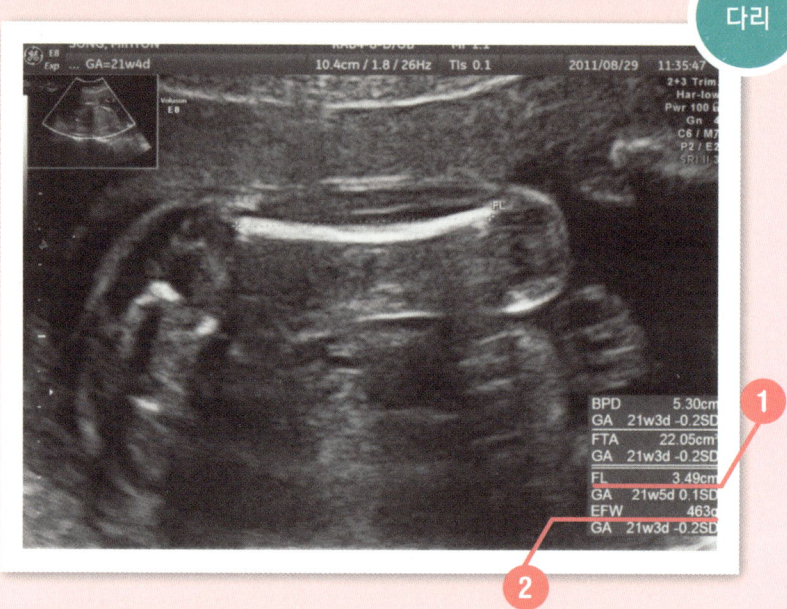

다리

1 FL(허벅지 길이)
아기의 허벅지에서 무릎까지 뼈의 길이. 성장함에 따라 전체를 볼 수 없기 때문에 이 길이도 발육의 지표가 된다.

2 EFW(예상 체중)
BPD(머리 둘레), AC(배 둘레), FL(허벅지 길이)의 측정치를 기초로 산정한다(FTA나 APTD, TTD를 사용할 때도 있다).

얼굴

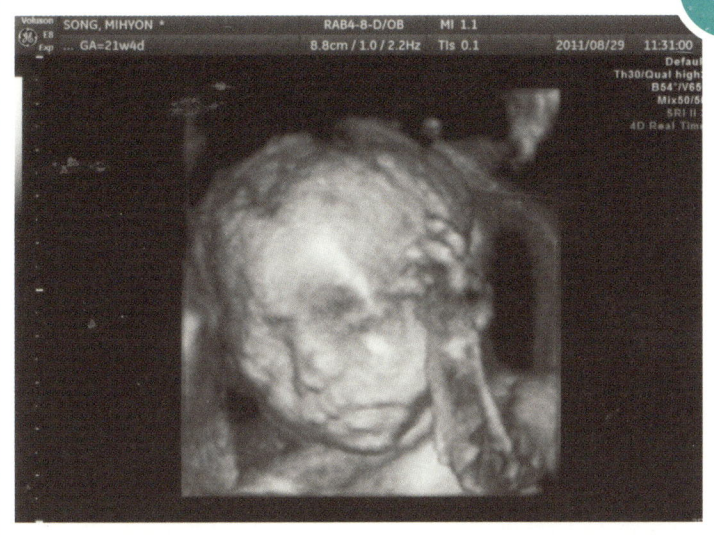

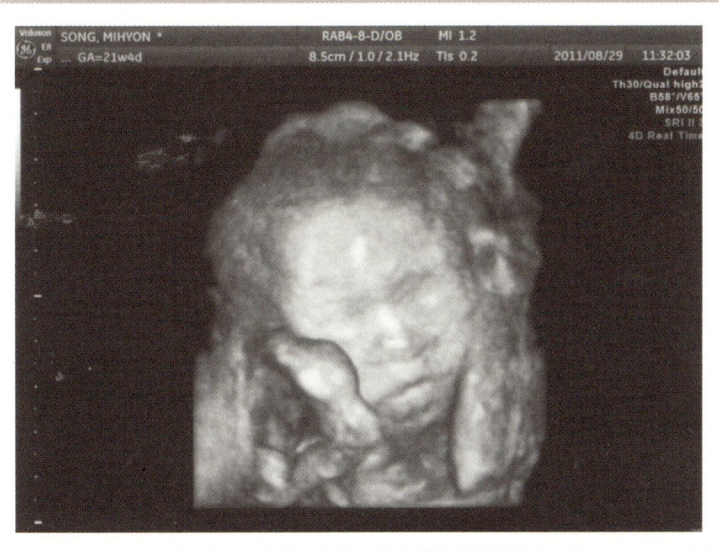

머리말

우선 임신을 축하한다! 오랫동안 아기를 기다려 온 사람이든 갑작스레 임신을 하게 된 사람이든 알찬 임신기와 출산기를 보내길 바란다. 또 아기를 갖고자 계획 중이거나 임신을 준비 중인 사람도 언젠가 사랑스러운 아기를 갖게 되길 바란다.

그런데 막상 임신을 계획하거나 아기를 갖게 되면 걱정되는 점이 한두 가지가 아니다. 임신하기 전에 미리 해 두어야 할 일은 없을까? 임신 중에는 어떻게 생활하는 것이 좋을까? 병원은 어떻게 선택해야 하나? 출산이란 대체 어떤 것일까? 등등…….

이렇게 걱정하다 보면 자연히 출산 경험이 있는 어머니 세대나 친구, 혹은 언니, 동생에게 이것저것 물어보게 된다. 하지만 개인의 경험담은 주관적이고 신뢰성이 부족하기에 좀 더 폭넓은 정보가 절실해진다.

사실 정보가 범람하는 요즘에는 궁금한 것을 인터넷에서 검색만 하면 무료로 많은 정보를 얻을 수 있다. 하지만 그 정보가 과연 정확한 것일까? 블로그 운영자나 칼럼을 쓰는 사람들은 어느 정도나 책임감을 가지고 글을 올리는 걸까? 그런 사람들 중에는 조회수를 올리려고 과장된 제목 아래 의학적으로 근거가 없는 정보를 퍼뜨리는 이도 있고, 유명한 신문 사이트조차 잘못된 정보를 퍼뜨리곤 한다.

그뿐인가? 심지어 일부 의사나 조산사 같은 의료 종사자들이 잘못된 정보를 전달하는 경우도 있다. 필자가 임신했을 때도 의료진으로부터 발목을 차갑게 하면 미약 진통(분만 시 진통이 약하거나 간격이 길어서 분만이 진전되지 않는 것을 이르는 말-옮긴이)이 발생할 수 있다느니, 체중이 늘지 않아서 잘됐다느니 등등 의학적으로 근거 없거나 잘못된 말을 종종 들었다. 이때 필자는 산부인과 의사라서 그냥 흘려들었지만 보통의 임신부라면 그 말을 곧이곧대로 믿기 쉽다.

지금까지 필자는 수만 명의 임신부와 상담하고 수천 명의 출산 과정을 지켜봤다. 그런데 이렇게 임신부를 진찰하다 보니 출산 경험자가 주는 정보나 인터넷상의 정보에 휘둘려 불안해하는 경우가 제법 많다는 사실을 깨달았다. 그래서 그런 사람들에게 올바른 정보를 알려 주고자 진료 시간 외에 틈틈이 텔레비전이나 신문 같은 대중 매체에 출연하기도 하고, 트위터나 뉴스 사이트에서 잘못된 기사를 보면 그 즉시 시정을 요구하기도 했다. 하지만 그래도 올바른 정보를 제대로 전달하기는 역부족이라는 생각이 들었다.

때문에 이 책을 통해 예비 임신부나 임신부들이 흔히 갖는 불안함이나 의문점들을 전문 서적의 정확하고 객관적인 정보를 바탕으로 알기 쉽게 설명하고자 했다. 임신하기 전부터 출산 후까지 필요한 기본 지식은 물론, 잘 알려져 있지 않지만 중요한 것, 알아 두면 도움이 되는 정보들까지 알차게 수록하고자 노력했다. 나아가 '마른 사람일수록 아기를 쉽게 낳는다'라든지, '제왕 절개는 3번밖에 못 한다'와 같이 널리 알려져 있는 잘못된 임신과 출산의 유언비어들도 함께 다루었다. 이 책을 읽으면 잘못된 정보 때문에 고민하는 일이 틀림없이 줄어들 것이다.

'임신 전', '임신 후', '출산 전', '출산 후'의 순서로 구성했기 때문에 처음부터 차례로 읽는 것이 내용의 흐름을 파악하는 데 효과적이다. 또한 Q&A 체계를 갖추고 있으므로 필요한 부분을 사전처럼 찾아보는 것도 이 책을 읽는 또 다른 방법이 될 수 있겠다.

여러분이 엄마가 되기까지의 과정이 좀 더 즐거웠으면 좋겠고, 또한 뱃속의 아기와 더불어 늘 안전한 생활을 해 나가길 바라는 마음이다. 거기에 이 책이 조금이라도 도움이 되었으면 한다. 자, 이제 하나씩 차근차근 읽어나가 보자.

2~10개월 임신 달력 5

초음파 사진 보는 방법 14

머리말 20

칼럼 1 임신 능력을 과대평가하지 말자 28

임신 전

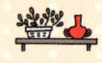

- Q1 예방 접종은 해 두는 편이 좋은가요? 31
- Q2 그 밖에 임신 전에 해야 할 일은 없나요? 36
- Q3 임신 징후에는 어떤 것이 있나요? 40

칼럼 2 임신을 알리는 시기 44

임신 후

1. 일상생활

- Q1 임신한 줄 모르고 했던 일들이 걱정돼요 47
- Q2 운동은 하면 할수록 좋은가요? 50

- Q3 임신부에게 좋은 음식은 무엇인가요? 53
- Q4 먹어서는 안 되는 음식은 무엇인가요? 56
- Q5 약을 먹어도 되나요? 59
- Q6 임신 중에 기호품은 절대 안 되나요? 64
- Q7 임신부가 해도 되는 것과 하면 안 되는 것을 알려 주세요 69
- Q8 성관계해도 되나요? 74

2. 문제점에 대해

- Q1 입덧이 심해서 너무 힘들어요 77
- Q2 체중이 늘었다고 야단맞았어요 80
- Q3 배가 자꾸 당겨서 걱정돼요 83
- Q4 이럴 땐 어떻게 하면 되나요? 87
- Q5 아기가 거꾸로 있는데 어떻게 하면 되나요? 93
- Q6 고령 출산은 정말 위험한가요? 96
- Q7 살이 찌면 임신 중독증에 걸린다는 말이 사실인가요? 100
- Q8 임신성 당뇨병에 걸리면 어떻게 해야 하나요? 104

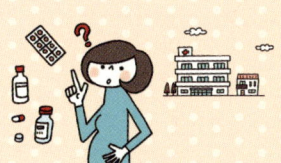

3. 병원에 대해

- Q1 어디에서 낳아야 할지 고민이에요 108
- Q2 산전 정기 검사에서는 무엇을 하나요? 113
- Q3 주요 산전 검사에 대해 알려 주세요 118
- Q4 무통 분만은 아기에게 좋지 않은가요? 124
- Q5 서둘러 진찰을 받아야 하는 때는 언제인가요? 127

칼럼 3 출생 전 진단에 대해 130

출산 전

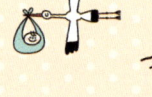

- Q1 출산 징후에는 어떤 것이 있나요? 133
- Q2 출산의 흐름을 알고 싶어요 137
- Q3 순산을 위해 할 수 있는 것은 무엇인가요? 141
- Q4 가능한 한 자연스러운 방법으로 출산하고 싶어요 145

Q5   어떨 때 제왕 절개를 하나요? 149
칼럼 4 '좋은 출산'이란 어떤 것인가? 154

출산 후

Q1   출산 후 한 달은 쉬어야 하나요? 157
Q2   스스로 할 수 있는 산후 조리법을 알려 주세요 161
Q3   상처는 어떻게 관리해야 하나요? 165
Q4   모유를 먹이는 편이 좋은가요? 169
Q5   출산 후 성관계는 언제부터 할 수 있나요? 173
칼럼 5 산후 우울증이 오면 176

맺음말 177
주 179

임신 능력을 과대평가하지 말자

　잡지나 텔레비전 같은 대중 매체에서 '임신 능력 UP!'이라는 말을 종종 접하는 경우가 있다. 하지만 유감스럽게도 나이를 먹을수록 임신 능력은 쇠퇴하기 마련이다. 어떤 노력을 해도 특별히 향상되기는 힘들다.

　그런데 독자들을 자극할 만한 상업적인 문구도 보이고, 사실이 아닌 논리를 떠들어 대며 전문가인 척하는 사람도 있다. 그럼에도 '시간을 되돌릴 수 있다', '임신 능력을 향상시킬 수 있다' 등의 엉터리 말을 믿고 헛된 노력을 하는 임신부들이 제법 있다. 이런 근거 없는 이론은 누구에게도 도움이 되지 않는다. 그런데도 대중 매체가 만든 유언비어를 믿고 헛된 노력을 하는 사람들이 우리 주위에는 얼마나 많은가?

　물론 임신의 가능성을 높일 수는 있다. 우선 이를 위해선 담배는 절대 피워서는 안 된다. 담배를 피우면 혈관의 노화가 빨라져 난소에 충분한 혈액이 공급되지 않거나 그 기능이 저하되기 때문이다. 두 번째로 체중이 급격히 변하지 않도록 주의해야 한다. 여성 호르몬인 에스트로겐은 지방 세포에서도 만들어지기 때문에 갑자기 살이 찌거나 빠지면 호르몬의 균형이 깨지기 쉬운 까닭이다. 세 번째로 스트레스를 쌓아 두지 말자. 자세한 원인은 알려져 있지 않지만 스트레스가 쌓여 스테로이드 호르몬이 분비되면 임신율이 저하된다는 연구 결과가 있다. 마지막으로 매일 숙면을 취하면 임신 가능성이 높아진다.

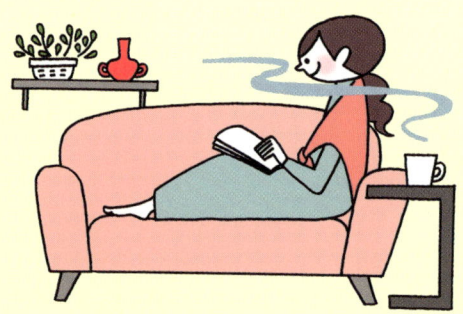

임신 전

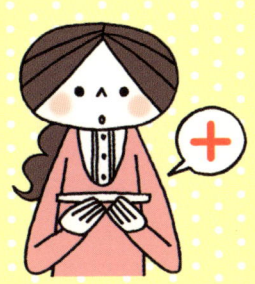

Q1 예방 접종은 해 두는 편이 좋은가요?
Q2 그 밖에 임신 전에 해야 할 일은 없나요?
Q3 임신 징후에는 어떤 것이 있나요?

예방 접종은 해 두는 편이 좋은가요?

임신 중에 전염병에 걸리면 유산이나 조산의 위험이 높아지고 아기에게도 문제가 생길 위험이 있다. 그런데 심지어 선진국에서도 아직 풍진이 유행하는 것을 보면 알 수 있듯이 여전히 공중위생이 열악한 곳이 많다. 그러므로 백신으로 예방할 수 있는 병은 미리미리 접종해서 예방하도록 하자.

예를 들어 풍진은 한 번 감염되면 항체가 생기는 경우가 대부분이다. 또한 백신을 한 번 접종하면 95~99%는 항체가 생기고, 2회 접종해 두면 감염될 우려가 없다고 한다. 그러나 여전히 각종 전염병의 항체가 없는 임신부들이 많다. 어렸을 때의 희미한 기억, 또는 오래된 자신의 아기 수첩에만 의지할 것이 아니라 검사를 통해 확인해 보는 편이 좋겠다.

가능하면 임신하기 전에 산부인과 또는 보건소에서 '예비 부부 건강 검진'을 통해 각종 병원체에 대한 항체의 유무나 항체의 양을 알아보는 '항체 검사'를 받아 볼 것을 추천한다.

참고로 임신부가 체크해야 할 항체는 홍역, 풍진, 감염 홍반(얼굴과 온몸에 붉은 반점이 생기는 전염성 피부병-옮긴이), 수두, 유행성 이하선염(볼거리) 등의 항체다. 만약 임신 중 이와 같은 전염병에 걸리면 다음과 같은 위험이 따를 수 있다.

- **홍역**: 유산이나 사산을 유발하기 쉽다.
- **풍진**: 특히 임신 초기에 풍진 바이러스에 감염되면 태아가 난청이나, 선천성 심장 질환, 백내장 등 3가지 증상으로 대표되는 '선천성 풍진 증후군'에 걸릴 위험이 크다. 단, 엄마에게 발진 같은 증세가 나타나도 태아가 감염될 확률은 3분의 1 정도고, 나아가 감염된 태아의 병세가 선천성 풍진 증후군으로 발전할 확률은 약 3분의 1 정도다.
- **수두**: 태아가 수두, 백내장, 사지 형성 부전을 일으키는 '선천성 수두 증후군'에 걸릴 우려가 있다.
- **유행성 이하선염**: 임신 초기에 볼거리 바이러스에 감염되면 유산할 우려가 높다.

- **톡소플라스마**: 임신부가 톡소플라스마(뇌염, 폐렴 따위의 감염증을 일으키는 포자충류의 한 부류-옮긴이)에 감염되면 유산이나 사산 이외에 태아의 뇌나 눈 등에 장애를 가져오는 '톡소플라스마증'에 걸릴 우려가 있다.

- **거대 세포 바이러스**: 임신부가 거대 세포 바이러스(헤르페스 바이러스과의 한 종으로 전 세계적으로 광범위하게 분포되어 있다-옮긴이)에 감염되거나, 혹은 임신부의 면역력이 저하되면 태아가 난청에 걸리거나 태아의 뇌에 손상이 발생할 수 있다.

- **감염 홍반**: 바이러스가 태아의 혈액을 공격해서 태아가 빈혈을 일으키기 쉬운 '태아 수종'이라는 병에 걸리거나 최악의 경우 뱃속에서 사망하는 경우도 있다.

만일 항체 수치가 낮은 항목이 있다면 미리 예방 접종을 받아두자. 홍역과 풍진은 'MMR'이라는 종합 백신이 있고, 수두와 유행성 이하선염도 각각 백신으로 예방할 수 있다. 항체 검사를 받을 수 없다면 항체를 이미 가지고 있는 사람이 백신을 맞아도 특별히 해가 되지는 않으므로 예방 접종을 해도 큰 문제는 없다.

한편 톡소플라스마나 거대 세포 바이러스, 감염 홍반에는 백신이 없다. 하지만 주변에서 이런 전염병이 유행한다고 해도 자신에게 항체가 있다는 사실을 알고 있다면 안심하면 되고, 만약 항체가 없으면 전염되지 않도록 주의하면 된다. 먼저 톡소플라스마는 제대로 익히지 않은 고기나 감염된 고양이의 변, 흙 속에 있는 원충(圓蟲)이 원인이므로 이런 것을 만질 때 주의하면 감염을 막을 수 있다(56쪽 참조). 거대 세포 바이러스는 타액이나, 소변, 성행위에 의해 감염되는 경우가 많으므로 기저귀를 교체하고 나서나 또는 콧물, 침을 닦아 준 후에는 흐르는 물과 비누로 손을 씻는 등 각별한 주의를 요한다. 또 전염병은 큰아이가 외부에서 옮아 오는 경우도 많으므로 둘째를 임신했을 때는 이에 전염되지 않도록 주의하기 바란다.

그리고 임신을 준비하는 사람이나 임신 중인 사람은 인플루엔자도 주의해야 한다. 임신 중에 인플루엔자에 걸리면 아이가 조현병(정신분열증-옮긴이)에 걸릴 가능성이 높아진다는 연구 결과가 있기 때문이다.[1]

또한 일반적으로 고열은 아기의 신경 발달을 저해한다. 덧붙여 전에는 '임신 중에는 13주가 지나야 예방 접종을 할 수 있다'는 말을 많이 했지만 이제는 세계적으로 임신 몇 주째건 전염병 예방 백신을 맞을 것을 권하고 있으며 아직까지 부작용에 대한 구체적인 보고는 없다.

예방 접종 후의 임신에 대한 문제는 MMR이나 인플루엔자 백신의 경우, 항원이 되는 바이러스나 세균을 불활성화한 '불활화

백신'이므로 감염될 우려가 없고 바로 임신해도 상관없다. 반면에 수두나 유행성 이하선염 백신은 독성을 약하게 한 바이러스나 세균을 사용한 '생백신'이므로 보통 생리 불순인 사람까지 고려해서 접종 후 2달간은 피임을 해야 한다고들 한다. 그러나 사실 한 달 정도만 지나도 임신하는 데는 별 문제없다.

전염병은 무서운 것이지만 지나치게 예민해질 필요는 없다. 설령 임신 중에 전염병에 걸려도 대부분의 아기들은 무사하다. 따라서 감염되었다고 해서 바로 임신 중절 수술을 하는 일은 없어야겠다.

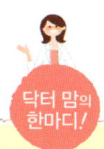

닥터 맘의 한마디!

임신 중에 걸린 전염병은 아기에게 영향을 미칠 수 있다.
항체 수치를 체크해서 예방 접종을 받도록 하자!

그 밖에 임신 전에 해야 할 일은 없나요?

A 건강 검진으로 고혈압이나 요단백, 당뇨병의 유무 등은 반드시 체크해 두자. 특히 고령 출산인 사람 중에는 임신하고 나서야 처음으로 당뇨병인지 알았다는 사람이 의외로 많다. 임신부가 심한 당뇨병에 걸리면 아기의 기형률도 높아지는데, 만약 미리 혈당치를 조절한 후에 임신하면 위험을 줄일 수 있다.

산부인과 검진이나 암 검진도 미리 받아 두면 좋다. 임신한 후에 자궁 경부암이 발견되어 급기야 아기를 포기하고 치료를 받아야 하는 사람도 있었다. '좀 더 일찍 치료를 받았더라면…….' 하고 안타깝기 그지없었다. 사실 임신 여부를 떠나 현재 자신의 몸 상태가 어떤지 평소에 체크해 보아야 함은 당연한 일이다.

더불어 치아 건강에도 유념해야 한다. 치주 질환은 조산을 초래할 수 있다는 연구 결과가 있다.[2]

임신하고 나서 서둘러 치료를 받는다고 조산을 예방할 수는 없다. 또 가벼운 충치는 임신 중에도 치료가 가능하지만 발치를 해야 할 경우에는 마취제를 써야 하기 때문에 치료가 쉽지 않다. 그러므로 임신하기 전에 미리미리 치과 검진과 그에 대한 치료를 받아 두자.

그 외에도 임신을 계획한다면 엽산을 적극적으로 섭취하자. 엽산은 비타민 B군에 속하는 영양소로 아기의 '신경관 결손(무뇌아)' 방지나 세포 분열에 중요한 역할을 한다. 엽산을 섭취하면 예를 들어 입술 일부에 균열이 생기거나, 연구개(물렁입천장) 또는 경구개(단단입천장)가 폐쇄되지 않는 '구순 구개열'과 같은 선천 질환이 발생할 확률을 줄일 수 있다.

2000년 이후 일본의 후생성을 비롯한 많은 나라에서 임신 가능한 모든 여성들이 엽산을 충분히 섭취하도록 알리고 있으며 2002년 이후에는 산모 수첩에도 이런 내용을 기재한 경우가 흔하다.[3] 엽산이 많이 함유된 식품은 주트(황마 또는 황마에서 얻어지는 섬유-옮긴이), 갓, 쑥갓 등 초록 야채라고 생각하면 된다. 섭취 기준량은 하루에 400ug(0.4mg)으로 채소 350g 이상의 양에 해당한다.

엽산은 열을 가하면 분해되기 쉽고, 물에 넣고 삶으면 녹아난다. 어느 연구 결과에 따르면 강한 불에서 10분 삶으면 콜리플라워는 84%, 브로콜리는 69%, 시금치는 65%의 엽산이 손실된다고 한다.[4] 많은 양의 끓는 물에 장시간 삶으면 더 많은 영양소가 손실되기 때문에 엽산을 효과적으로 섭취하려면 찌는 방식이 좋다. 이렇게 조리할 경우 어느 정도는 가열에 의해 손실되지만 물에 녹지는 않으므로 손실을 효과적으로 줄일 수 있다. 또한 삶는 시간이 짧은 무침이나 냉채로 조리할 것을 추천한다.

단, 선천적인 신경 질환을 막기 위해서는 임신 2개월 전부터 이를 섭취하지 않으면 의미가 없다. 임신한 사실을 알았을 때는 대부분 이미 임신 4~5주째인 경우가 많은데 이때부터 섭취하는 것은 별 효과가 없다. 그러니 임신을 원하는 사람은 평소부터 임신 3개월 정도까지 엽산을 의식적으로라도 먹는 편이 좋다. 하루 섭취량만 잘 지킨다면 영양제로 대체해도 상관없다.

그 밖에 임신 전부터 생강 진액,[5] 임신한 후라면 비타민 B[6]를 많이 섭취하면 입덧이 덜하다는 자료도 있으니 각자 시도해 보기 바란다. 한편 임신을 계획하기 시작했다면 음주는 당연히 제한해야 한다. 하지만 그렇다고 언제 임신할 지도 모르는데 계속 참을 수는 없는 노릇이다. 따라서 임신 확률이 적어 아기에게 영향을 미치지 않는 생리 시작일에서 배란일까지 약 10일간은 자유롭게 마시고 그 이후로는 자제하자. 임신한 사실을 안 순간부터 갑자기 습관을 바꾸기는 힘들므로 평소에 생활 습관을 정돈해 두는 것도 중요하다.

나아가 보육 시설도 미리 알아 두면 좋다. 특히 워킹맘은 집 근처에 좋은 보육 시설이 있는지, 입학이 가능한지 등을 꼼꼼히 확인해 보자.

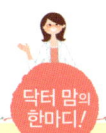

닥터 맘의 한마디!

몸과 치아의 건강 상태를 체크하고
엽산 등을 열심히 섭취하자!

임신 징후에는 어떤 것이 있나요?

생리가 규칙적인 사람은 생리가 늦어지는 것이 가장 눈에 띄는 징후다. 한편 생리 불순인 사람은 이와 같은 방식으로는 임신 여부를 깨닫기 어렵지만 입덧이나 위통의 여부, 컨디션이 좋지 않다거나 피곤하다거나 잠이 쏟아지는 증상 등으로 임신 유무를 눈치 챌 수 있다.

또 임신했을 경우, 눈물이 많아지고 정신적으로도 불안정해진다. 필자는 이러한 임신의 징후를 보이기 3주 전에 이미 임신 진단 시약(임신 테스트기)을 통해 임신한 사실을 인지했지만, 7주째가 되면서 갑자기 머리가 어질어질하고 손이 떨리기 시작하는 저혈당 증세가 나타났다. 그리고 그 후 며칠 뒤, 이른 아침 공복에 잠이 깨거나 위가 거북해지고 일어나기 힘들어지면서 바로 입덧이 시작됐다. 이러한 임신 초기 증상은 개인마다 다르며 이 밖에도 뒤쪽에서 언급할 증상을 보이기도 한다.

어쨌든 임신이 의심된다면 소변 검사부터 해 보자. 구태여 병원에 가지 않아도 임신 진단 시약으로 누구든지 손쉽게 확인해 볼 수 있다. 요즘에는 대부분 이런 제품을 사용한 후에 양성 판정이 나오면 병원을 찾는다.

임신 진단 시약은 그 기구를 간단히 소변에 갖다 대는 것으로 임신 여부 확인이 가능하다. 임신을 하면 몸 안에서 당단백질인 hcg(human chorionic gonadotropin, 인간 융모성 생식선 자극 호르몬)이라는 호르몬이 생성된다. 이 당단백질은 임신 4주째부터 급격히 늘기 시작해 9~13주를 기점으로 서서히 줄어드는데, 임신 진단 시약은

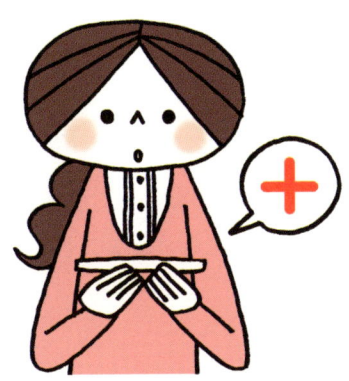

hcg가 소변에서 나오는지를 체크해서 임신 여부를 알려 준다.

임신 진단 시약에는 생리 예정일부터 임신인지 확인할 수 있는 제품과, 임신 2주째부터 확인할 수 있는 제품이 있지만 실제로는 어느 것이든 임신 4주 후반기(마지막 생리 시작일을 1개월 1주째 1일로 본다)쯤에 반응이 나타난다.

참고로 필자는 4주 3일째에 임신 진단 시약을 썼을 때 '음성' 결과가 나와 실망했는데, 4주 5일째에는 양성으로 나타났다. 이처럼 소변에 대었을 당시 음성이었다가 시간이 조금 지나서 양성으로 바뀌는 수도 있다. 소변이 증발해서 hcg의 농도가 진해지면 반응이 쉽게 나타나기 때문이다.

그러니 4주차 정도의 이른 단계에서 체크하는 사람은 결과지를 바로 버리지 말고 보관해 두자. 그래도 임신했다는 진단 결과가 나오지 않는 사람은 1주일 후 다시 한 번 테스트해 볼 것을 권한다. (다만 임신이 아닌 경우에도 시간이 오래 지나면 양성 반응을 보일 수 있는 만큼, 오래된 결과는 신뢰하지 말고 시간을 두고 다시 검사를 하는 것이 정확한 임신 진단에 도움이 된다-감수자)

● 임신 초기 증상

- ☐ 추위나 더위에 민감해진다
- ☐ 식욕이 왕성해진다
- ☐ 낮에도 졸립다
- ☐ 쉽게 눈물이 난다

- ☐ 타액이 늘어난다
- ☐ 요실금이 있다
- ☐ 다리가 저리고 붓는다
- ☐ 식욕이 없어진다
- ☐ 소변이 잦아진다
- ☐ 정맥류가 생긴다
- ☐ 공격적이 되거나 무서운 말에 과민해진다
- ☐ 옆구리나 아랫배가 가끔 찌르듯이 아프다
- ☐ 허벅다리나 치골이 아프다
- ☐ 변비에 걸린다
- ☐ 숨이 답답하다
- ☐ 냄새에 민감해진다
- ☐ 빈혈기가 있다
- ☐ 유두가 검어진다

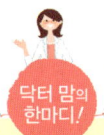

닥터 맘의 한마디!

가장 큰 징후는 생리가 늦어지는 것이지만
일단 임신 진단 시약으로 확인해 보자!

임신을 알리는 시기

보통 임신 4개월(13주)을 기점으로 주변 사람에게 알리는 것이 적절하다고 생각한다. 임신 3개월(12주)까지 가장 유산율이 높기 때문이다. 유산할 확률은 산모의 전체 연령대를 통틀어 평균 15%다. 하지만 나이가 들수록 유산할 확률도 높아져서 35세의 유산 확률은 약 20%, 40세가 되면 그 배로 증가해 약 40% 정도의 유산 확률이 존재한다.[7] 임신 4~5주가 되면 자궁 안에 둥근 주머니 같은 태낭이 보이고 그 태낭이 커지면서 그 안의 아기가 보이기 시작한다. 7주째에는 아기의 심장이 뛰는 것을 확인할 수 있으나 이때가 가장 유산하기 쉬운 시기이기도 하다.

그러므로 일단 6~7주 무렵 태낭이 자궁 외부가 아닌 내부에 있다는 사실이 확인되면 첫 번째 관문은 통과한 셈이다. 그 후 7주째에 아기의 심장 박동이 확인되면 두 번째 관문도 무사히 통과. 그 후로는 유산의 위험도 차츰 줄어들다가 13주가 되면 그다지 염려하지 않아도 된다. 물론 이후로도 유산할 수 있고 위험 요소가 전혀 없는 것은 아니지만 일단 고비는 넘긴 셈이다.

그러니 직장에서 무리하지 않기 위해 미리 알리는 경우를 제외하고는 13주가 경과한 뒤 동료나 친지들에게 알려도 늦지 않다.

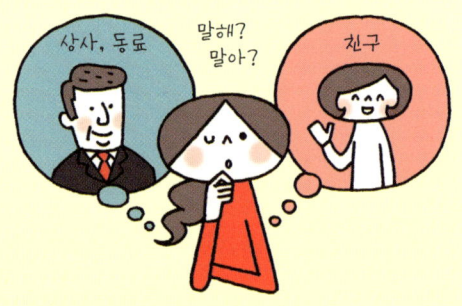

임신 후

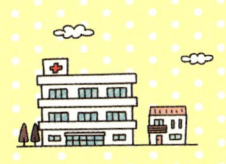
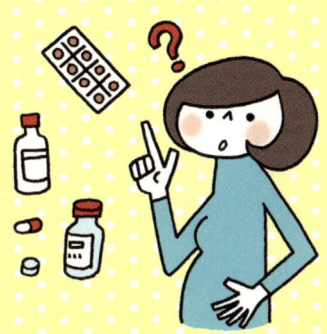

임신 기간은 약 10개월.
그 기간 동안 여러 가지 의문과 고민들이 생겨 난다.
그래서 [임신 후]편에서는 '일상생활', '문제점', '병원'의
3가지 테마로 나누어 설명해 주고자 한다.

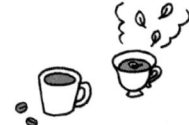

1. 일상생활에 대해
운동이나 식사, 해도 되는 것과 해서는 안 되는 것 등
일상생활에서 유념해야 할 사항을 정리해 보았다.

2. 문제점에 대해
부종이나 변비와 같은 사소한 문제에서부터
임신 고혈압 증후군(PIH) 같은 합병증에 이르기까지 알기 쉽게 설명했다.

3. 병원에 대해
병원 선택에서부터 임신 진단, 그리고 서둘러 진찰받아야 할 것까지
병원에 대한 여러 가지 궁금증들을 알아본다.

임신한 줄 모르고 했던 일들이 걱정돼요

가끔 '임신한 줄 모르고 엑스레이를 찍어서 방사능에 노출되었다'든지 '술을 마셨다'고 걱정하는 임신부들이 있다. 특히 생리가 불순한 사람은 임신임을 자각하지 못할 수도 있으므로 평소 신체 변화에 각별히 유념해야 한다. 이것이 귀하게 얻은 아기를 지키는 첫걸음이다. 하지만 이미 지난 일은 손쓸 수가 없으므로 지나치게 걱정하는 대신 앞으로의 일을 조심하는 편이 낫다.

우선 임신 중에는 엑스레이 검사를 피하는 것이 좋다. 하지만 한번 찍었다고 해서 아기에게 무슨 큰 일이 생기는 것은 아니다. 그래도 임신한 사실을 알고 난 후에 지병 때문에 어쩔 수 없이 엑스레이를 찍어야 한다면 담당 의사나 산부인과 의사와 면밀히 의논해 보자. 이럴 경우 필요한 부위 이외에는 방사능 노출을 막아주는 방사능 차폐 보호대를 이용하는 것도 방법이다.

아기의 장기가 만들어지는 임신 3개월(12주)까지는 엑스레이나 각종 의약품 등 외부 요인이 임신에 영향을 주는 경우가 흔하다. 그러나 이 시기가 지나면 큰 영향은 없고 약 종류에 따라 위험도도 달라진다.

가령 시판되는 대부분의 감기약은 태아에게 거의 영향을 주지 않는다(59쪽 참조). 그래도 마음에 걸리는 일이 있다면 산부인과 의사와 의논해 보자.

또한 임신한 줄 모르고 예방 접종을 했더라도 지나치게 염려할 필요는 없다. 가령 임신부는 풍진 예방 주사를 맞을 수 없지만, 임신 중 예방 접종으로 인해 아기가 선천성 풍진 증후군을 일으킨 예는 중남미 6개 국가에서 단 한 차례도 찾아 볼 수 없다는 연구 결과가 있다.[8]

술이나 담배 등의 기호품 역시 소량 섭취했다고 해서 당장 임신 중절을 생각해야 할 필요는 없다. 임신 사실을 안 다음부터 조심하면 된다(64쪽 참조). 힘든 일이나 운동을 했을 때도 마찬가지다.

원래 임신 초기의 유산은 주로 태아의 염색체 이상 때문에 발생

한다. 다만 임신한 사실을 알았다면 임신부 스스로 이 모든 것에 주의해야 하겠다.

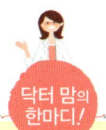

닥터 맘의 한마디!

크게 걱정할 필요 없지만 그래도 신경이 쓰인다면 의사와 상담하자!

운동은 하면 할수록 좋은가요?

A 임신 후에도 적절한 운동은 해야 한다. 그렇다고 아무 운동이나 맘껏 하라는 말은 아니며 몸을 심하게 단련한다고 좋은 것도 아니다. 당연한 얘기지만 마라톤이나 근육 운동, 테니스, 강도가 센 등산 등의 무리한 무산소 운동은 피하는 것이 좋다.

임신 중에는 가벼운 유산소 운동이 제일 적절하다. 산소를 몸 안에 많이 유입시키는 유산소 운동은 아기의 발육을 도울 뿐 아니라 모체의 지방을 연소시켜서 체중이 지나치게 느는 것을 방지한다.

그중에서도 특히 '걷기'를 추천한다. '헉-헉' 하고 숨이 차는 정도의 걷기가 아닌 대화를 나눌 수 있을 정도의 속도가 적당하다. 임신 중기 이후에는 배가 부르면서 요통이 생기기 쉬우므로 허리에 부담을 주지 않는 수중 걷기나 수영이 좋다.

요가도 추천할 만하다. 이런 복식 호흡을 하는 운동은 부교감 신경을 자극해 몸을 이완시키고 몸의 기능을 보완해 준다. 또한 자기 페이스로 무리 없이 할 수 있다는 점에서도 요가는 임신부에게 적절한 운동이다.

최근 일본에서는 텔레비전 방송이나 연예인의 블로그 등에서 자주 언급되는 '스파르타식 조산원'에 관심이 쏠리고 있다. 그중에는 심지어 자연 분만이나 순산을 위해 장작 패기나 쪼그려 앉기를 해야 한다거나, 하루에 몇 킬로미터씩 걸어야 한다고 주장하는 시설도 있다. 이는 옛날 사람들의 일상적인 동작들이 아기 낳는 힘을 길러 준다는 생각에서 비롯된 주장이지만 딱히 의학적인 근거는 없다.

필자는 임신부가 그렇게까지 신체를 단련할 필요는 없다고 생각한다. 당연히 체력이나 몸 상태는 개인차가 있으며 사람마다 생활 습관도 다르다. 지나치게 무리하지 말고 일상생활 속에서 지속적으로 할 수 있는 운동을 하자.

기본적으로는 격한 운동만 아니면 괜찮지만 그래도 무리하지 않도록 주의한다. 그리고 비교적 약한 운동이라도 도중에 배가 당기거나 숨이 차거나 피로하다거나 출혈이 나는 증상이 보이면 즉시 휴식을 취해야 한다. 평소에 스스로 '너무 무리하는 거 아닌가?'라고 체크해 보고 조금이라도 이상이 보이면 의사와 상의하는 것이 좋다.

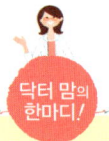

닥터 맘의 한마디!

지나치게 운동할 필요는 없다.
무리하지 않는 범위에서 가벼운 유산소 운동을 하자!

임신부에게 좋은 음식은 무엇인가요?

A 임신했다고 해서 특별한 음식을 먹을 필요는 없다. 뱃속의 아기에게 영양을 공급하기 위해 편식하지 않고 균형 잡힌 식사를 하면 된다. 건강에 좋다는 음식을 많이 먹기보다는 이렇게 모든 음식을 골고루 섭취하는 편이 더 바람직하다.

단, 빈혈을 막기 위해 철분만큼은 충분히 섭취하자. 임신 중에는 자궁으로 영양분을 원활히 공급하기 위해 혈액량이 급격히 많아지고 적혈구 이상으로 혈장(수분)이 증가하는 '수혈증'이라는 증상이 초래된다. 이는 생리적인 현상이므로 걱정할 필요는 없지만, 적혈구의 증가와 함께 그만큼 철분도 더 많이 필요해지므로 빈혈이 오기 쉽다. 따라서 간이나 시금치 등의 식품이나 영양제로 철분을 보충하도록 한다.

또한 태아의 발육에 빼먹을 수 없는 칼슘과, 임신 중 걸리기 쉬운 변비 예방을 위해 식이 섬유도 충분히 섭취하는 것이 좋다. 칼슘은 우유나, 치즈, 요구르트, 뼈째 먹는 생선에, 그리고 식이 섬유는 야채나 버섯, 말린 과일 등에 풍부히 들어 있다.

더불어 임신 중에 필요한 칼로리는 '평소에 필요한 칼로리+350kcal'다. 350kcal는 밥으로 환산하면 1공기 반 정도다. 그러나 임신 후기에는 '평소에 필요한 칼로리+500kcal' 정도도 괜찮다.

단, 입덧을 할 때는 예외다. 아무래도 식욕이 없어지므로 먹을 수 있는 것을 먹는 수밖에는 없다. 예를 들어 '패스트푸드점의 치킨 너깃'밖에 당기지 않는다면 누가 뭐라 하든 그거라도 먹자. 먹지 않는 것보다 차라리 그 편이 훨씬 낫다(77쪽 참조).

또 바쁘거나 컨디션이 좋지 않을 때는 시판용 도시락으로 때울 때도 있을 것이다. 손수 만든 음식만 고집하는 사람들도 있겠지만, 너무 무리를 하면 오히려 역효과가 난다.

임신부가 섭취한 음식이 아기에게 그대로 전달되는 것은 아니다. 또한 알레르기의 주원인이 되는 밀가루나 달걀, 땅콩 등의 음식을 먹지 않는다 해도 사실 아기의 알레르기 예방에는 별 도움이 안 된다. 나아가 수유 중인 산모가 음식을 바꿔도 젖의 맛이나 양이 달라지지는 않는다.[9] 따라서 단순히 균형 잡힌 평범한 식사를 하는 것이 가장 바람직하다.

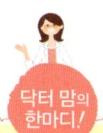

닥터 맘의 한마디!

임신부라고 특별한 식사는 필요하지 않다!
균형 잡힌 평범한 식사면 된다!

먹어서는 안 되는 음식은 무엇인가요?

반면에 임신 중에는 날고기나 익히지 않은 햄, 생선회나 굴 등의 날음식, 살균하지 않은 우유나 치즈는 피하는 편이 좋다. 이러한 음식은 앞에서 언급한 병원성 원충 톡소플라스마, 세균의 일종인 리스테리아(Listeria) 등을 유발할 우려가 있기 때문이다. 톡소플라스마에 감염될 경우, 유산이나 사산 외에 태아의 뇌나 눈에 장애를 가져오는 '선천성 톡소플라스마증'을 유발할 수 있다. 리스테리아에 감염되었을 경우에도 유산이나 조산을 하거나 태아가 수막염에 걸릴 수 있다. 물론 그 밖의 세균 감염이나 식중독의 위험도 있다.

그러므로 날고기나 날음식을 만진 후에는 반드시 손과 도마를

소독해야 한다. 날음식을 먹지 않더라도 이러한 조리 기구나 식기류를 통해서 감염되기도 하므로 세심히 유의하자. 나아가 세균이나 원충은 흙 속에도 있으므로 되도록이면 흙은 만지지 말고, 손이나 야채에 묻은 흙이 있다면 잘 씻어 내도록 하자. 덧붙여 이러한 임신 중의 감염에 대해서는 '토치(TORCH)회(산전 정기 검사에서 톡소플라스마나 거대 세포 바이러스 항체 검사의 중요성을 강조하고 그 예방 접종을 공식 인가받기 위한 모임-옮긴이) 사이트를 참고하면 도움이 된다.[10]

또한 직접 만든 효소 주스나 발효 식품에도 세균이 번식할 가능성이 있으므로 피하는 것이 좋겠다. 그리고 참치 같은 몸집이 큰 생선에는 수은이 축적되어 있을 가능성이 높으므로, 소량은 괜찮지만 대량을 지속적으로 먹는 것은 삼가는 편이 현명하다.

영양소 중에서 비타민 A는 과다 섭취해서는 안 된다. 비타민 A는 임신 중에도 피부나 점막, 눈의 건강을 유지하는 데 꼭 필요한 영양소지만, 지용성이라서 몸 안에 축적된다. 그래서 임신 초기에 비타민 A 영양제를 지나치게 많이 복용하면 기형아가 태어날 확률이 높아진다.

그 외에 효소나 콜라겐 같은 영양제는 정기적으로 복용해도 딱히 효과도 없거니와 큰 해도 없다. 머리카락을 먹는다고 머리카락이 나지는 않는 것처럼 아미노산으로 분해된 후에 흡수되는 영양소를 복용한다 해도 미용에는 별 효과를 기대하기 어렵다. 그래도 복용을 원한다면 용량을 반드시 지키기 바란다. 태반으로 만든 영양제는 사람의 태반으로 만든 것도 종종 있기 때문에 임신 중에는 권하지 않는다. 그 외에 '정제된 설탕은 안 된다'라든지 '남태평양의 과일은 안 된다'라는 식의 유언비어들은 대부분 사실무근이다. 감염의 우려가 있는 음식을 삼가고 위생에만 주의한다면 크게 염려할 것은 없다.

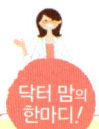

닥터 맘의 한마디!

감염의 우려가 있는 음식을 삼가고
평소보다 위생에 각별히 주의하자!

약을 먹어도 되나요?

임신 중에는 태아에게 영향을 주는 약도 있기 때문에 의약품 복용에 각별한 주의를 요한다. 특히 혈압약이나 간질약, 혈액이 잘 굳지 않게 하는 와파린(warfarin) 같은 약은 원칙적으로 복용하지 않는 것이 좋다.

하지만 지병이 있는데 임신했다고 임의로 약을 끊는 것은 매우 위험하다. 정신 질환이나 당뇨, 갑상선 질환이 있는 사람들은 약을 끊으면 오히려 해가 될 수 있다. 예를 들어 간질을 억제하는 '밸프로에이트(valproate)'라는 약을 복용하면 기형아를 낳을 우려가 있지만, 반대로 이를 복용하지 않으면 발작이 일어나 저산소증에 따른 태아의 뇌 손상을 초래할 수 있다. 이러한 경우에는 담당 의사와 의논하여 약을 끊거나 계속 복용하거나 또는 약을 변경하도록 한다. 일단 지병을 치료하는 주치의와 상담하는 것이 가장 중요하다.

그런데 임신부나 수유 중인 환자에게는 약을 일절 지급하지 않는 병원도 있다. 만일 이렇게 병원에서 약을 전혀 처방해 주지 않는다면 그대로 방치하지 말고 산부인과 전문의와 의논하자. 사실 임신부는 산부인과 의사와 주치의의 상호 지도하에 병을 치료하는 것이 가장 이상적이다. 그러므로 지병을 관리하는 주치의의 진료를 받을 때는 산부인과 담당 의사와 서로 협의하도록 부탁해 본다. 그런 협조 체제가 어렵다면 산부인과 의사와 다시 한 번 의논하는 편이 좋겠다.

시판되는 약 중에서 알레르기나 화분증 약, 감기약은 복용해도 상관없다. 그러나 해열진통제는 아세트아미노펜 계열 이외에는 복용을 삼가자. 아스피린과 같은 일부 해열진통제나 습포제에 들어 있는 비(非)스테로이드성 진통소염(NSAID) 성분은 태아의 동맥을 막아 뱃속에서 태아의 돌연사를 일으킬 우려가 있다.

사실 감기약은 근본적인 치료제라기보다는 단순히 증상을 완화시켜 주는 약에 지나지 않는다. 따라서 고열만 나지 않는다면 굳이 약은 복용하지 않아도 된다. 감기에 걸렸을 때는 휴식을 취하면서 수분을 충분히 보충하는 것이 상책이다. 덧붙여서 임신 여부와 상관없이 감기에 항생제는 별 의미가 없다.

또한 습포제나 바르는 약, 또는 흡인약은 경구 복용약에 비해 체내 흡수율이 적어서 사용해도 무난하며, 스테로이드 계열의 연고나 흡인약도 마찬가지다. 그러나 앞서 말했듯 인도메타신(indomethacin, 해열진통제-옮긴이)이나 펠비낙(felbinac, 해열진통제-옮긴이)과 같은 비스테로이드성 진통소염 성분이 들어가 있는 습포제 사용에는 각별한 주의가 필요하다.

실제로 한 임신부가 이러한 습포제를 3주에 걸쳐 하루에 10장씩 붙였더니 태아의 대동맥과 폐동맥을 잇는 동맥관이 막혀 버렸다고 한다. 이처럼 지속적으로 많은 양을 붙이면 위험할 수 있다. 만약 습포제를 사용해야 한다면 살리실산 메틸(methyl salicylate)이 들어 있는 제품을 사용하자(비교적 안전한 성분일 뿐 이 역시 가급적 자제하는 것이 좋다-감수자).

병원 약은 물론 의사의 처방을 따르지만 시판되는 약은 구입하기 전 스스로 성분을 확인하거나 약사와 의논하는 것이 필수다. 나아가 임신기와 수유기의 약 복용에 관해 상담할 수 있는 '임신과 약 정보센터'에 문의해도 된다.[11]

임신 중에 복용해도 되는 약

종류	성분명
해열진통제	아세트아미노펜(acetaminophen)
콧물, 기침, 가래약	디말레인산클로르페니라민(d-chlorpheniramine meleate)
	덱스트로메토르판 제제(dextromethorphan)
	엘카르보시스테인(l-carbocisteine)
	암브록솔정(ambroxol)
항생제	아목시실린(amoxicillin)
	아지트로마이신(azithromycin)
변비약	산화마그네슘(magnesuim oxide)
위장약	파모티딘(famotidine)
알레르기약	펙소페나딘염산염(fexofenadine hydrochloride)
	올로파타딘(olopatadine)
	로라타딘(loratadine)
혈압약	메틸도파(methyldopa)

※ 그 밖에 천식이나 갑상선에 듣는 약은 사용해도 되는 것이 많으므로 의사에게 의논한 후 복용하자.

임신 중에 복용하면 안 되는 약

종류	성분명	위험 요인
비타민 A	비타민 A	기형아 등
해열진통제	디클로페낙나트륨(diclofenac sodium)	태아 독성
	록소프로펜(loxoprofen)	태아 독성
항응고제	와파린(warfarin)	태아 기형, 유산, 조산 등
혈압약	ACE 억제제(ACE inhibitor)	태아 발달 지연, 양수 부족
	탄산리튬(lithium carbonate)	태아 기형
경구 혈당강하약	글리메피리드(glimepiride)	태아의 저혈당
위장약	미소프로스톨(misoprostol)	유산, 조산

※ 임신 중에 복용할 수 있는 모든 약은 그 이점과 위험성을 잘 판단해야 한다. 예를 들어 항간질제(antiepileptic)인 밸프로에이트는 기형아를 낳게 할 수도 있지만 다른 항간질제로 발작을 제대로 억제할 수 없을 때는 사용하는 수밖에 없다. 항암제나 항정신병약제 등도 복용을 피할 수 없을 때는 사용하는 것이 낫다. 단, 위의 표에 나와 있는 '임신 중에 복용하면 안 되는 약'에 포함된 경우라면 가능한 한 임신 전부터 미리미리 다른 약으로 변경하는 것이 좋겠다.

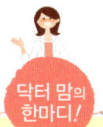

모든 약이 다 복용하면 안 되는 것은 아니지만
약의 선택에 있어서 신중을 기해야 한다!

임신 중에 기호품은 절대 안 되나요?

임신을 하면 임신부 자신과 아기를 위해 지금까지 즐겨 왔던 기호품을 끊거나 삼가야 한다. 하지만 모두 다 안 되는 것은 아니므로 대표적인 기호품 몇 가지만 다뤄 보고자 한다.

커피

커피뿐만 아니라 홍차나 녹차, 코코아, 콜라 등에 함유된 카페인을 지나치게 많이 섭취하면 유산하거나 저체중 아기(80쪽 참조)를 낳을 우려가 있다. 어느 연구 결과에 의하면 카페인을 하루 100mg 섭취한 사람에 비해 500mg 이상 섭취한 사람이 유산할 확률이 2.2배나 높아진다고 한다.[12]

드립 커피 한 잔에 들어 있는 카페인 양이 약 100mg이므로, 5~6잔을 마시면 유산될 확률이 배나 높아진다는 얘기다. 그 밖에 녹차나 홍차 한 잔에도 30~50mg가량의 카페인이 들어 있고, 옥로차(햇빛을 20일 정도 차단하고 새순을 기른 덕에 덜 떫고 깊은 맛을 내는 고급차-옮긴이)는 그보다 카페인 함유량이 더 높다. 카페인은 심신을 이완시키는 효과가 있어서 조금씩 섭취하는 것은 괜찮지만, 커피는 하루 2~3잔 이상은 마시지 말아야 한다. 한편 카페인이 적은 디카페인 커피나 루이보스차, 옥수수차는 추천하는 편이다.

담배

역시 담배만큼은 절대로 피워서는 안 된다. 흡연자는 비흡연자에 비해 유산이나 사산은 물론 태아의 발육 지연, 태반이 자궁 입구를 덮는 '전치태반(98쪽 참조)', 태반이 벗겨지는 '상위 태반 조기 박리'와 같은 합병증에 걸릴 위험이 훨씬 높다.

또한 담배를 피우면 모체뿐만 아니라 태아의 혈액 순환도 나빠지고 태반의 혈관이 닳아 아기가 쑥쑥 크지 못한다. 나아가 아기의 뇌 또한 제대로 성장하지 못한다는 사실을 명심하기 바란다.

참고로 임신 중에는 소량의 니코틴을 혈액에 넣어 금연을 돕는 금연보조제 사용도 금지다. 결국 금연 치료는 임신 전에 미리 받는 것이 가장 현명하다. 일단 임신하고 나면 금연이 아무리 힘

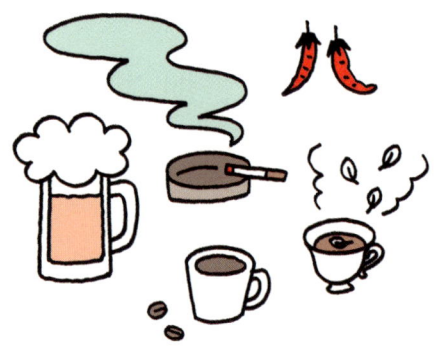

들어도 고작해야 껌을 씹는 정도밖에 할 수 없다. 그런가 하면 입덧 때문에 담배 냄새가 싫어져서 의외로 쉽게 끊어 버리는 사람도 있다.

그런데 담배는 반드시 끊어야 하지만 사실 임신과 동시에 담배를 뚝 끊는다는 것은 현실적으로 힘든 일이기도 하다. 그래서 하루에 한 개비 정도는 허락하는 의사도 있다. 단순히 생각해 하루에 20개비를 피우는 사람이 10개비만 피우게 되면 그 해도 절반으로 줄어드니 말이다. 금연이 정 힘들다면 일단 이런 식으로 개수를 줄여 가다가 완전히 끊을 수 있도록 노력해 보자.

임신했을 때뿐 아니라 출산 후에도 담배는 아기에게 '백해무익'한 기호품이다. 함께 생활하는 사람이 담배를 피우면 아기도 장연히 공기 중의 담배 연기를 마시게 되기 때문이다. 심지어 아기가 담배를 주워 먹는 사고도 심심치 않게 일어난다. 아기를 위해 엄마뿐 아니라 가족 모두 협력해서 금연에 성공하도록 해야겠다.

술

담배에 비하면 술은 한 방울도 마시면 안 되는 것은 아니다. 그러나 술도 장기 형성 시기(임신 2~3개월, 대략 6주~12주차)에 마시면 아기의 발육 부진을 초래할 수 있고, 그 이후에는 소량 마시는 것은 상관없지만 임신 중에 알코올을 대량으로 섭취하면 태아 알코올 증후군에 의해 아기의 지적 장애를 유발할 수 있다.

사람마다 간의 알코올 분해 능력이 다르기 때문에 일괄적으로 말하기는 어렵지만, 평균적으로 350ml짜리 캔맥주 하나 정도나 와인 한 잔 정도는 가끔씩 즐겨도 된다는 연구 결과도 있다.[13] 또 요즘은 무알코올 음료도 시중에 많이 나와 있으므로 활용해 보기 바란다.

매운 음식

'임신 중에는 매운 음식을 절대 먹어서는 안 된다'라는 말은 근거가 없다. 그 말이 사실이라면 한국이나 인도, 말레이시아처럼 매운 음식을 즐겨 먹는 나라의 임신부는 모두 문제가 있다는 말이 되지 않는가? 매운 음식이 당길 때는 그저 매운 음식을 즐기면 된다.

허브티

재스민차처럼 마시면 배가 당길 수 있는 차도 있지만 일반적인 허브티는 큰 지장은 없다. 하루에 한두 잔 정도는 마셔도 무방하다.

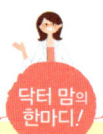

매운 음식은 먹어도 괜찮고
커피나 허브티는 적은 양이라면 별 상관없다.
담배는 절대 안 된다.

임신부가 해도 되는 것과 하면 안 되는 것을 알려 주세요

A 임신부가 해도 되는 것과 하면 안 되는 것은 사람마다 다르기 때문에 간단히 말하기는 어렵다. 또한 인터넷이나 사람들 입에 오르내리는 것에는 해서는 안 되는 일이 너무 많고, 또 각기 주장하는 것도 달라 혼란스럽기 그지없다. 그래서 여기에 진찰 시 자주 받는 질문을 모아 보았다. 이 외에도 스스로 판단하기 힘든 경우, 반드시 산부인과 전문의와 의논하기 바란다.

여행

필자는 상업적으로 태교 여행을 장려하는 풍조에는 반대지만 기본적으로 여행을 말리지는 않는다. 항공사들도 임신 9개월까지는 임신부를 비행기에 태워 주지 않는가? 그러나 여행을 떠나기 전, 목적지에서 무슨 일이 일어났을 때 갑작스럽게 찾아온 임신부를 진찰해 주는 병원이 자리하고 있는지는 반드시 확인해 봐야 한다.

예전에 오키나와[沖縄] 지방의 이리오모테[西表] 섬과 다케토미[竹富]라는 섬에 갔을 때 배가 상당히 부른 임신부를 만났는데 무슨 일이 있으면 어쩌려고 하나 은근히 걱정이 되었다.

이시가키[石垣]라는 섬의 한 의사도 "전에 배가 당긴다고 해서 비행기 출발 시간 직전까지 임신부를 입원시킨 적이 있는데 그 몸으로 어떻게 여행을 왔는지 모르겠다."라고 말한 적이 있다. 그러므로 만약의 일에 대비해서 되도록이면 가까운 곳을 여행하는 것이 좋겠다. 물론 막달에는 멀리 가는 것을 당연히 삼가야 하고 외출 시에는 항상 산모 수첩을 가지고 다녀야 한다.

하이힐

임신부에게는 굽이 없는 신발이 편안하게 걸을 수 있어서 좋다. 어떤 사람은 3~4cm 정도의 굽이 있는 신발이 편하다고 하지만 배가 불러 오면서 몸의 중심도 바뀌고 쓰는 근육도 달라지므로 굽이 있는 신발을 신으면 몸의 중심을 잃기 쉽다. 심지어 자칫하면 넘어질 위험도 있으므로 하이힐은 권장하지 않는다.

수유

임신을 하면 수유도 해서는 안 된다고 생각하는 사람이 있다. 수유를 하면 '옥시토신'이라는 호르몬이 분비되어 배가 당길 때가 있지만, 직접적으로 유산이나 조산으로 이어지지는 않는다. 그러므로 둘째를 가진 임신부가 큰아이에게 모유를 먹여도 무방하다. 단, 절박유산(切迫流産, 84쪽 참조)이나 절박조산(切迫早産)의 위험이 있는 사람이나 의사가 수유를 금한 사람은 피해야 한다.

비데

평소에 비데를 자주 사용하는 사람은 그렇지 않은 사람에 비해 질의 용혈성 연쇄구균(streptochemolytic streptococcus, 각종 조직의 화농성 염증을 일으키는 균-옮긴이) 보균율이 높다고 한다.[14] 또한 비데로 너무 자주 씻으면 오히려 질이나 항문의 자정 능력이 약해진다. 따라서 비데 사용이 조산을 불러일으킬 우려는 없지만, 임신 중에는 사용하지 않는 편이 좋겠다.[15]

마사지

마사지 자체가 해로운 것은 아니지만, 장시간 누워 있으면 앙와위 저혈압 증후군(74쪽 참조)에 걸릴 수 있으므로 별로 권하지 않는다. 그래서 마사지 숍 입구에 '임신부에게는 시술하지 않습니다'라는 문구를 적어 놓은 곳도 있다. 그래도 꼭 마사지를 받고 싶다면 임신부 전문 코스를 운영하는 곳에서 받는 것이 좋겠다.

태교

태교를 위해 아기에게 말을 걸거나 음악을 듣는 임신부들이 많다. 하지만 사실 태아의 청력은 엄마가 큰 소리로 얘기해야 겨우 들릴 정도다. 따라서 조용조용 말하는 소리나 아빠의 목소리, 음악 소리, 각종 사물의 소리는 들리지 않는다. 다만, 대화나 음악으로 마음의 안정을 얻거나 아기에 대한 애정을 돈독하게 하는 면에서는 권장한다.

애완동물

고양이를 통해 톡소플라스마에 감염되는 수가 있고(56쪽 참조), 임신 중에 이 톡소플라스마에 감염되면 위험할 수 있다. 따라서 기르던 고양이는 어쩔 수 없다 치더라도, 새로 데려다 기르는 일은 삼가자. 또 기르던 고양이도 밖에서 세균을 옮아 오지 않도록 밖에 내놓지 않아야 한다. 참고로 애완동물이 있으면 아이의 천식이나 아토피 증상이 줄어든다는 연구 보고가 있으므로 출산 뒤에는 애완동물을 길러도 상관없다.[16]

기타

정원 일은 톡소플라스마에 감염될 우려가 있으므로 피하는 것이 좋겠다. 또 배에 힘이 들어갈 정도의 무거운 짐도 들지 않는다. 자전거는 미국 산부인과학회에서는 괜찮다고 하지만[17] 배가 부른 임신부는 몸의 중심을 잃어 넘어지면 절박유산의 위험이 있으므로 권하지 않는다. 한편 온천이나 수영장은 위생 관리를 하기 때문에 감염될 염려는 적으며 임신부에게 특별히 나쁜 수질이 있는 것도 아니다.

1 — 일상생활에 대해

성관계해도 되나요?

A 한마디로 필자는 '하고 싶을 때는 하고 원하지 않을 때는 하지 말자'라는 주의다. 다만, 임신 중에 성관계할 때 특별히 주의해야 할 사항은 없지만 감염을 예방하기 위해서는 콘돔을 사용하는 것이 좋겠다. 아니면 적어도 파트너 이외의 사람과의 관계를 피하고 서로 미리 샤워를 하는 정도의 배려는 해야 한다.

또 배가 많이 불렀다면 장시간에 걸친 정상위는 삼가는 편이 좋다. 임신부가 장시간 누워 있으면 자궁의 무게에 혈관이 압박을 받아 급격한 저혈압으로 구토를 느끼는 '앙와위 저혈압 증후군'이 초래될 수 있기 때문이다. 따라서 서로 옆으로 누운 상태에서 뒤에서 하거나 여성이 기둥이나 의자를 잡은 상태에서 뒤로 하는 것이 편하다.

덧붙여, 관계 시 배가 당기는 것이 걱정된다는 임신부들에게 필자가 진료할 때 알려주는 4가지 포인트를 정리하면,

① 유두를 만지면 여성의 몸 안에서 호르몬의 일종인 '옥시토신'이라는 물질이 분비되어 자궁이 수축되므로 배가 당길 수 있다.
② 자궁 안을 페니스로 강하게 자극하면 '퍼거슨 반사'라는 신경 반사 작용이 일어나 역시 배가 당길 수 있다.
③ 오르가슴에 도달하면 옥시토신이 분비되어 배가 더 당길 수 있다.
④ 질 내에 사정을 하면 정액 속의 '프로스타글란딘(prostaglandins)'이라는 물질에 의해서도 배가 당길 수 있다.

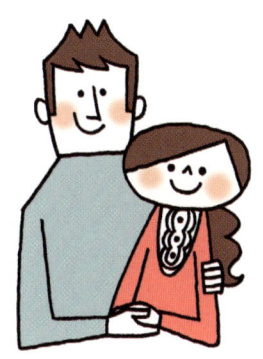

즉 성관계는 전희에서 삽입, 오르가슴, 사정에 이르기까지 모두 배를 당기게 하는 행위라는 얘기다. 성관계 외에도 배를 당기게 하는 동작은 많지만 성관계 때문에 배가 당기면 더 걱정이 된다. 그러나 이렇게 배가 당긴다고 그대로 조산이나 유산이 되는 것은 아니므로 미국 산부인과학회는 임신 중의 성관계를 금하지는 않는다.[18]

한편 임신했다고 성관계를 안 하면 장기간 섹스리스 상태가 되겠지만, 절박유산의 우려 때문에 의사가 성관계를 권하지 않는다면 당연히 삼가야 한다.

반면 남성들 중에는 엄마가 되려는 여성을 성적인 대상으로 보지 못하는 사람도 있다. 이는 어떤 의미에서 자연스러운 일이기도 하지만 일시적인 것이다. 또 중요한 시기라서 남성 쪽에서 피하는 것일 수도 있다. 여성 중에서도 임신한 후부터는 '아기가 신경 쓰여 집중할 수가 없다', '자연히 성욕이 사라졌다', '몸이 안 좋아서 생각할 겨를이 없다'라는 사람들이 있다.

그래도 스킨십은 중요하므로 오르가슴이나 삽입에 구애받지 말고 서로를 배려하는 관계를 유지하도록 한다. 서로 만족한다면 키스나 손을 잡는 것만으로도 충분하며 오럴 섹스도 괜찮다. 부부 간에 대화를 통해 무리하지 않는 범위에서 관계를 유지하도록 하자.

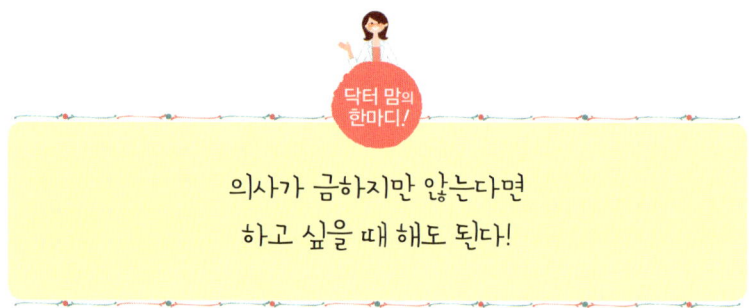

의사가 금하지만 않는다면
하고 싶을 때 해도 된다!

입덧이 심해서 너무 힘들어요

'입덧'이란 임신 초기에 발생하는 식욕 부진이나 구토 증상을 말한다. 입덧은 사람마다 정도차가 심해서 그냥 속이 조금 거북한 사람이 있는가 하면, 음식을 전혀 섭취하지 못해 링거를 맞아야 할 정도로 심한 사람도 있다. 특히 젊은 임신부일수록 증상이 더 심하다고 한다.

'입덧은 병이 아니니까'라든지 '의지가 있으면 극복할 수 있다'라고 말하는 사람들도 있지만 이는 단순히 마음가짐으로 해결되는 문제는 아니다. 안 그래도 임신 중에는 정신적으로 불안정해지기 쉬운데 입덧으로 인해 힘들고 불면증에 시달리면 더욱 불안할 수 있으므로 절대 무리해서는 안 된다.

입덧을 할 때는 아기의 여러 장기가 만들어지는 시기이므로 영양분, 특히 탄수화물을 제대로 섭취해야 한다. 조금이라도 먹을 수 있는 음식 위주로 섭취해 보자.

보통 수분이 많을수록 더 토하기 쉽고, 수분이 적은 음식이 구토가 덜 난다고 한다. 즉 잘 씹어야하는 음식일수록 잘 토하지 않는다. 하지만 그것도 사람마다 다르고 정말 아무것도 먹지 못한다면 사탕이나 껌, 과즙이나 이온음료 등으로라도 수분과 당분을 틈틈이 섭취해야 한다. 그래도 견디기 힘들면 산부인과 의사에게 진료를 받아 보자.

구토나 메스꺼움, 위의 거북함이 심하면 구토를 멈추는 약을 처방하기도 한다. 한편 뭔가를 먹으면 바로 토하거나 음식을 보기도 싫다는 사람은 입덧이 역류성 식도염을 초래하기도 한다. 입덧이 심해서 식사나 수분을 전혀 섭취하지 못하는 사람들도 있다. 이 정도로 증상이 심각하면 탈수 증세나 비타민 B1 부족으로 인해 안구 운동 장애나 운동 실조가 일어나는 베르니케·코르사코프 증후군(Wernike-Korsakoff syndrome)에 걸릴 수도 있으므로 링거 주사를 통해 영양분(비타민 B1 포함)과 수분을 공급해야 한다.

또한 입덧이 심할 때는 양치질도 하기 힘들지만 방치하면 치아가 엉망이 된다. 따라서 잠깐이라도 좋으니 최대한 양치질을 하고, 도저히 양치질이 힘든 사람은 액체 양치 제품이라도 사용하자.

　속이 안 좋아지는 것을 막고 잇몸이 부어 쉽게 피가 나는 임신성 치은염을 막기 위해서라도 식후 30분 안에는 반드시 양치질을 해야 한다.

　입덧은 4개월 13주째가 가장 심하고 그 시기가 지나면 차츰 가라앉아 16주 말에는 입덧 증상이 거의 사라지는 경우가 많다.

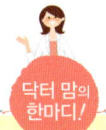

일단 먹을 수 있는 것을 먹고 입덧을 극복해 보자!
너무 심한 경우, 산부인과 의사와 상담한다!

체중이 늘었다고 야단맞았어요

A 간호사나 조산사, 혹은 의사 중에 '살찌면 산도에 살이 붙어 난산을 한다', '체중이 최대한 늘지 않아야 순산을 한다'라며 체중이 늘지 않을수록 좋다고 주장하는 사람들이 있지만 이는 사실무근이다. 원래 과체중인 사람이 과도하게 살이 찌거나 표준 체중인 사람이 20kg 이상 늘면 문제지만, 적정한 범위 내에서 체중이 느는 것은 오히려 정상이다.

일본 후생노동성에 따르면 임신부의 체중 증가에 대해 원래 몸무게가 BMI 수치에서의 표준 체중(102쪽 참조)인 경우 7~12kg 정도 느는 것이 바람직하다고 한다. 출산 직후에는 대개 아기의 체중+2kg 정도가 빠져나가므로 엄마의 체중은 한순간에 5kg

정도가 빠진다. 그 나머지는 임신 중에 아기를 보호하기 위해 커졌던 자궁의 근육이나 허리둘레에 붙은 지방이다. 이렇게 말하면 단순히 임신 중에 5kg 이상 늘지 않도록 주의하면 스타일도 유지하고 출산이 수월해진다고 생각할지도 모르지만, 그 정도로는 아기나 엄마에게 필요한 영양분을 충분히 공급할 수 없다.

임신부의 영양 상태가 나쁘면 2.5kg 이하의 저체중아가 태어날 수 있다. 그리고 이런 아기들은 합병증을 앓기 쉽고 어른이 되어서도 생활습관병(성인병)에 걸릴 위험이 높다.[19]

원래 태아는 모체의 몸 상태를 바탕으로 영양 상태를 예측하고 거기에 적응할 수 있도록 태어난다고 한다. 그렇기 때문에 임신 중의 모체가 영양 부실인 경우, 태어난 이후 오히려 영양 상태가 좋아지면 영양 과잉 상태가 되어 장차 대사 증후군(Metabolic syndrome, 고혈압·고지혈증·비만·죽상경화증 등의 여러 질환이 한 개인에게 한꺼번에 나타나는 현상-옮긴이)에 걸리거나 비만이 되기 쉽다.[20] 그 밖에 우리 몸 안에 당분이 부족하면 단백질이나 지방을 분해해서 에너지원으로 바꾸려는 움직임이 생기는데 이때 '케톤'이라는 물질이 생성된다. 그런데 이 케톤이 너무 많아지면 태아의 발육에 나쁜 영향을 미칠 우려가 있다. 특히 장기 형성 시기인 임신 초기에 모체가 기아 상태에 있으면 아기의 IQ가 낮아질 우려가 있다고 한다.[21] 따라서 아기의 장래를 위해서라도 임신부의 섭생은 매우 중요하다. 임신 전부터 살이 쪘던 사람이나 임신 전 체중보다 12kg 이상이 늘어난 사람이라도 과식에 주의는 하되 반드시 균형 잡힌 식사를 해야겠다.

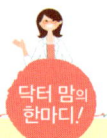

모체와 아기의 영양이 부족하지 않도록
적절한 범위 내에서는 체중이 증가해야 한다!

배가 자꾸 당겨서 걱정돼요

임신 6개월 이후부터 배가 당기는 느낌이 드는 사람이 많다. 사람에 따라 이런 느낌이 남보다 조금 빨리 들거나 혹은 늦게 드는 경우도 있다.

반면 배가 딱딱해지는 것을 느끼는 사람도 있다. 더러는 임신 초기에서 중기에 걸쳐 하복부에 따끔따끔한 느낌이 드는 사람도 있는데 이 통증은 자궁을 지탱하는 자궁 원인대(圓靭帶)가 늘어나면서 생기는 현상이라고 여겨진다. 이런 현상이 나타난다고 특별히 이상이 있는 것은 아니지만 심하면 병원에서 진찰을 받는 것이 좋다.

배가 당길 때는 기본적으로 안정을 취하면서 쉬어야 한다. 서 있다면 자리에 앉고, 가능하면 누워서 편안한 상태에서 휴식을 취하면 대부분의 통증은 가라앉는다. 만약 운동 중에 배가 당긴다면 좀 더 가벼운 운동으로 바꿔 볼 필요가 있다.

일하는 도중에 배가 당기면 직장 동료와 의논해서 휴식을 취하는 것이 바람직하다. 담당 의사에게 받은 소견서를 직장에 제출해서 업무 시간이나 형태를 바꿔 보는 것도 좋겠다.

그러나 배가 당긴다고 조산이나 유산이 되는 것은 아니라는 사실을 명심하자. 조산이나 유산의 징후 중의 하나가 배가 당기는 증상일 뿐이지 그 반대는 아닌 것이다. 다만 짧은 시간 안에 여러 차례 배가 당긴다거나 갈수록 통증이 더 심해지는 경우, 쉬어도 통증이 사라지지 않거나 심한 통증이 느껴지는 경우는 병원에서 진찰을 받아야 한다. 또 출혈이 있거나 양수가 새어 나왔을 경우에도 최대한 빨리 진찰을 받는다. 혹시 갈색 혈흔이 보인다면 이는 오래된 혈액이 나온 것으로 반드시 병원에 가야 한다.

어쩌면 이때는 절박유산이라든지 절박유산의 가능성이 있다는 진단을 받을 수도 있다. '절박유산'이란 임신 5~6개월차, 보통 20주 이전에 질 출혈이 나타나는 것을 의미한다. 정확한 원인은 알 수 없지만 출혈을 경험한 산모의 일부는 유산으로 이어지기도 하며 조산의 위험이 높아지기도 한다. 이 경우 안정을 취하도록 권장한다. 출혈을 치료하고 유산을 방지하기 위하여 약물을 사용하기도 하지만 현재까지 확실하게 효과가 있다고 인정된 것은 없다.

조산은 임신 6개월차 23주~10개월차 38주 미만 사이에 아기가 태어날 것 같은 상태를 말한다. 한편 만삭을 넘긴 임신 38주 이후는 아기의 체중이 정상적으로 늘어 엄마 배 밖에서도 살아갈 수 있는 준비가 되어 언제 태어나도 괜찮은 시기다. 반대로 말하면 37주까지는 아기가 미처 태어날 준비가 덜 된 상태라는 뜻이다. 조산에 처할 경우 보통 엄마 체질이나 세균 감염이 원인일 때는 항생제를 쓰기도 하고, 자궁 수축 억제제를 처방하기도 한다. 증상이 가벼우면 통원 치료도 가능하지만 심하면 입원이 필요하다.

참고로 골반 벨트로 골반을 조여서 조산을 막는다는 얘기가 있다. 하지만 이것은 불가능한 이야기다. 오히려 출산을 앞두고 골반이 벌어지는 것은 자연스러운 일이기 때문에 출산 전이나 출산 시 골반을 조일 필요가 없다. 그 대신에 골반 벨트를 사용하면 요통이나 좌골 신경통을 완화시켜 주는 효과는 기대할 수 있을 것이다.

일본 어느 잡지의 설문조사에 따르면 출산 경험자 중, 약 40%가 절박유산 혹은 조산기가 있다는 진단을 받은 적이 있다고 한다. 이는 그만큼 우리 주변에서 흔히 있는 일이다. 그러나 실제로는 전체 임신부의 5% 정도만 조산을 하므로 자신의 유산이나 조산의 위험이 얼마나 심각한지 정확히 확인해 볼 필요가 있다.

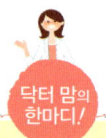

닥터 맘의 한마디!

대부분은 휴식을 취하면 가라앉는다.
그래도 계속 배가 당기면 병원에서 진찰을 받아야 한다!

이럴 땐 어떻게 하면 되나요?

입덧 이외에도 임신 중에는 여러 가지 문제들이 발생할 수 있다. 필자 역시 한바탕 입덧이 심하던 시기가 지나자 다리가 붓고 치질에 걸렸었다. 사람에 따라서는 심지어 여러 문제로 동시에 고통받는 사람도 있다. 이런 문제들을 완벽하게 해결할 수는 없지만 조금이라도 문제점을 완화시키는 방법을 정리해 보았다.

다리 저림, 붓기, 정맥류

다리가 붓는 정확한 원인은 밝혀지지 않았지만 배가 부르면서 혈관이 압박을 받아 하반신의 혈액 순환이 나빠지기 때문이 아닌가 한다. 마찬가지 이유로 허벅지나 무릎 뒤쪽, 장딴지, 항문이나 질의 정맥이 부푸는 '정맥류'가 나타나기도 한다.

이러한 증상이 있을 때는 적절한 운동과 목욕을 통해 혈액 순환을 좋게 해 줘야 한다. 또한 압박 스타킹을 신은 채 다리를 높게 하고 잠을 자거나, 욕조에서 다리 마사지를 하는 방법도 있다.

그리고 수분이나 염분을 줄이면 임신 중의 붓기를 예방할 수 있다고 생각하는 사람이 있는데 여름에는 수분과 염분이 적으면 탈수 상태가 되거나 일사병에 걸리기 쉽다. 따라서 임신 중에도 평소처럼 수분과 염분을 섭취하는 것이 좋다.

변비

평소에도 여성들은 변비에 잘 걸리는데 임신 중에는 '프로게스테론'이라는 황체 호르몬의 분비로 인해 장의 활동이 억제되기에 변비에 더 잘 걸린다. 이럴 때는 적절한 운동을 하고 수분이나 요구르트, 섬유질이 많은 식품을 섭취하는 것이 좋지만 그것만으로는 해결하기 힘들 때가 많다.

변비가 심하게 계속된다면 병원에서 산화 마그네슘을 처방받도록 하자. 시판되는 변비약에는 '센나(Senna, 1m 정도 자라는 아관목의 일종, 약재로 많이 쓰인다-옮긴이)'가 들어 있는 경우가 많아 이로 인해 장의 움직임이 심해질 수 있기 때문에 어지간히 변비가 심하지 않은 이상 추천하지 않는다. 다만, 지나치게 자연스러운 배변을 고집하다가 몸에 나쁜 영향을 미칠 수도 있으므로 때에 따라서는 시판되는 변비약도 고려할 필요가 있다.

치질

치질 역시 정맥류의 일종으로 하반신의 혈액 순환이 원활하지 않으면 더 걸리기 쉽다. 심해지기 전에 시판되는 약을 바르고, 변을 부드럽게 하는 산화 마그네슘을 먹어 항문의 부담을 줄여 주며, 병원에도 적극적으로 다니자. 산부인과에서도 치질에 대한 도움을 받을 수 있다.

요통

임신 중기에서 후기에 걸쳐 요통에 시달리는 사람이 많아진다. 이런 경우 골반 벨트나 복대, 습포 등을 사용하면 좋다. 습포는 꼭 사용해야 하는 한에서 살리실산 메틸이 들어 있는 제품을 택해야 하고 프로펜(Propene)이 들어 있는 비스테로이드성 진통 소염 성분이 포함된 제품은 피해야 한다(59쪽 참조). 가능하면 병원에서 정확히 진단받는 편이 좋겠다.

냉증

임신 중에는 혈액량이 늘기 때문에 평소에 냉증이 있는 사람도 증상이 완화되는 경우가 있다. 따라서 냉증이 있는 사람은 몸을 따뜻하게 하는 것이 좋다고들 하지만 임신하면 보온에 그다지 신경 쓰지 않아도 된다. 일반적으로 쾌적하게 느낄 정도의 옷차림이면 충분하다. 또한 겨울에 핫팩을 사용할 때는 발가락 끝이나 목 뒤, 견갑골 사이, 허리 등에 댄다. 자궁 안 온도가 높으면 아기의 지적 발달 장애를 초래할 가능성이 있으므로, 배를 따뜻하게 하고자 할 때는 핫팩 대신 복대 등을 이용하는 것이 좋다. 견갑골을 구부렸다 폈다 하는 스트레칭을 하거나 발가락 끝을 오므렸다 폈다만 해도 몸이 따뜻해지는 데 도움이 된다.

임신선

임신 후기가 되면 급격히 배가 불러 오며 지렁이 모양의 적갈색 임신선이 생긴다. 한 번 생기면 없어지지 않으므로 체중이 급격히 증가하지 않도록 주의하고 피부 보습 관리를 꼼꼼히 하도록 한다. 무엇보다 보습을 유지해 주는 것이 중요한데 고가의 임신선 예방 제품이 아니더라도 일반 크림이나 오일만으로도 충분하다.

기미와 체모

임신 중에는 호르몬의 영향으로 멜라닌 색소가 늘어 평소보다 기미가 더 잘 생기고 체모가 짙어지기도 한다. 그러나 이 모두 출산 후에는 옅어지므로 너무 신경 쓰지 않아도 된다.

빈뇨와 요실금

자궁이 늘어나면서 아기가 자리를 많이 차지하게 되면 방광이 눌려 빈뇨 현상이 온다. 이럴 경우 화장실 다니기가 귀찮기는 하지만 특별히 이상이 있어서 그런 것은 아니다. 경우에 따라서는 압박에 따른 요실금도 있을 수 있는데 이럴 때는 패드를 사용하거나 골반저근(骨盤底筋, 골반을 감싸는 근육-옮긴이)을 관리하는 운동(163쪽 참조)으로 대처하면 좋다. 그렇다고 절대 수분을 적게 섭취해서는 안 된다. 한편 빈뇨와 더불어 배뇨 시 통증을 느낀다면 방광염의 위험성도 있으므로 반드시 산부인과에서 진찰받는다. 또한 요실금이라고 생각했는데 양수가 새어 나오는 경우도 있다. 이 경우 양수가 한꺼번에 확 나오기도 하지만 졸졸 흘러나오기도 하므로 걱정될 정도라면 병원에 연락을 취해야 한다.

질 분비물

임신하면 프로게스테론이라는 호르몬의 분비량이 늘고 질 내

PH가 변화하여 세균이 침투하거나 번식하기 쉽다. 특히 회백색이나 노란색, 녹색 등의 냉이 나온다면 세균성 질염에 걸린 것일 수도 있다. 또한 혹시 다갈색이나 검은색 냉이 나온다면 출혈이 있는 것일 수 있고, 외음부가 가렵다면 '칸디다 질염'에 걸렸을 가능성이 있다. 이 모두가 임신 중에 일어날 수 있는 질병으로 이러한 증상이 있다면 병원에서 진찰받도록 하자. 한편 임신 중기가 지나 패드나 속옷이 푹 젖을 정도로 냉이 나오거나 계속 젖어 있는 느낌이 든다면 양수가 새어 나왔을 수도 있으므로 병원에 연락해야 한다.

이 밖에 임신을 하게 되면 냄새나 기온의 변화에 민감해지거나 숨이 차고 낮에도 졸음이 오고 걸핏하면 눈물이 나고 타액이 늘기도 한다. 임신 중에는 원래 신체에 많은 변화가 일어나기 때문에 이런 변화는 어찌 보면 자연스러운 일이지만 우려되는 점이 있다면 신속히 병원을 찾자.

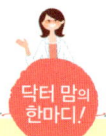

문제를 완전히 해결하기는 어렵지만
여러 방법을 동원해 노력해 보자!

아기가 거꾸로 있는데 어떻게 하면 되나요?

임신 8개월차 30주 정도까지 아기가 양수 안에서 빙글빙글 떠다니다가 31주가 되면 머리를 아래로 향해 일정한 자세를 취한다. 그런데 혹시 이후의 검진에서 아기의 머리가 아래로 향하지 않고 거꾸로 되어 있다고 해도 그대로 출산을 맞이하는 것은 아니므로 지나치게 걱정하지 말기 바란다. 31주 때 아기가 거꾸로 되어 있는 경우는 15~20% 정도지만 분만 시에는 3~4%로 줄어든다.[22] 이는 거꾸로 앉아 있던 아기도 마지막에는 대부분 정상적인 자세로 돌아온다는 뜻이다.

임신부가 엎드려 네 발로 기는 방법이나, 바로 누워 허리를 들어 올리는 등 거꾸로 된 아기를 제자리로 돌리는 데 도움이 되는 체조도 있긴 하지만 사실 이 모든 것들이 과학적으로 입증되지는 않았다.

진료 시 "아기가 거꾸로 있는데 어떻게 하면 될까요?" 하는 질문을 많이 받는데, 필자는 "아무것도 하지 않아도 아래로 향할 아기는 언젠가 아래로 향할 겁니다. 아기가 거꾸로 있다면 그 자세가 편하기 때문이겠지요."라고 답하곤 한다.

뭐든 해결할 수 있는 방법이 있다면 시도해 보고 싶은 마음은 이해하지만 엄마가 아기의 자세를 바꿀 수는 없다. 어떤 병원에서는 임신부의 배 위에서 아기의 머리를 돌려 주는 '외회전술'을 시술하기도 한다. 아기의 자세가 두위(頭位, 태아의 머리가 자궁의 아래에 있는 것-옮긴이)로 돌아오면 경질 분만(經膣分娩, 분만 시 태아가 산도를 경유해 만출되는 것-옮긴이)도 시도해 볼 수 있지만 태아를 압박하게 돼 심박수가 나빠질 수도 있다. 빨리 해야 돌리기 쉽다고 조기에 실시하는 경우도 있는데 갑자기 사태가 악화되어 외회전 중에 긴급 제왕 절개를 해야 하는 수도 있으므로, 시술을 받더라도 언제 태어나도 상관없는 37주 이후가 좋겠다.

아주 드물지만 거꾸로인 채로 분만을 시키기도 한다. 그러나 이럴 경우 아기의 몸이 마비되는 수도 있으므로 무리하지 말고 제왕 절개 수술을 하는 편이 좋다고 생각한다. 대부분의 산부인과 의사들도 그런 생각을 하고 있을 것이다. 실제로 '우리는 아기가 거꾸로 되어 있어도 경질 분만으로 낳게 한다'는 병원에서 아기가 사망한 사례도 있었다. 아기가 태어나기 직전까지 거꾸로 앉아 있을 때는 무엇보다 안전한 출산을 할 수 있게 하는 것이 최우선이 아닐까?

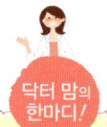

닥터 맘의 한마디!

아기의 위치를 완전히 조절할 수는 없다.
아기에게 맡기자!

고령 출산은 정말 위험한가요?

35세 이상인 사람이 아기를 낳으면 '고령 출산'이라고들 한다. 하지만 요즘은 연예계만 해도 35세는커녕 40세를 넘어선 사람이 출산을 하는 일도 드문 일이 아니다. 일본에서는 연간 약 100만 명의 아기가 태어나는데 그중 약 4분의 1이 고령 출산이라고 한다. 특히 도시의 큰 병원에서는 40세를 넘은 임신부가 약 10~20%를 차지해 이제 고령 출산은 우리 주변에서 흔히 있는 볼 수 있는 일이다. 필자 자신만 해도 36세에 임신해서 그해에 아기를 낳았으니 충분한 고령 출산이었다.

그런데 이렇게 '고령 출산' 운운하면 40세를 넘어서도 임신이 가능한 것처럼 들리지만, 실은 임신을 못하는 사람이 훨씬 더 많다. 나이가 들수록 임신할 확률도 그만큼 줄어들기 때문이다. 게다가 임신을 했다고 해도 난자나 정자가 노화되어 있으면 유산을 하거나 다운 증후군 등을 비롯한 염색체에 이상이 있는 아기가 태어날 가능성도 높다.

그런데 사실 '유산'이라는 관문을 통과한 아기는 대부분 정상이다. '고령 출산=장애아 출산'이라는 식의 고정관념이 있지만 35세 때 99.5%, 40세에 98%, 43세에 95% 아기의 염색체가 정상이다. 그러나 전체의 3~4%의 아기는 엄마의 나이에 상관없이 장애를 안고 태어난다. 따라서 고령 출산의 문제점은 염색체의 이상보다는 실제로 임신이 가능한지 여부와 유산의 가능성에 있는 것이 아닐까 싶다.

첫째를 낳았으면 둘째는 고령 출산이어도 괜찮다고 생각하는 사람이 많은데 이 또한 잘못된 정보다. 물론 분만 자체에 대한 부담은 아기를 낳아 본 사람이 더 적을지 모르지만 유산의 가능성이나 염색체의 이상은 첫째든, 둘째든 상관이 없다. 그 밖에도 모체의 연령이 높을수록 다음과 같은 위험이 도사리고 있다(물론 연령이 낮아도 발생할 수 있다).

- **임신 고혈압 증후군**: 임신 6개월차 21주~분만 후 13주까지 고혈압 혹은 고혈압에 단백뇨를 동반하는 증상이 나타난다. 태아

의 발육에 영향을 주기 때문에 조산이나 자궁 내 태아 사망, 미숙아 출산, 사산 등이 일어날 수 있다. 혈압 조절이 필요하며 경우에 따라 인공 조산을 유도하기도 한다(100쪽 참조).

● **임신성 당뇨병**: 임신으로 인해 생긴 당뇨병이다. 혈당치가 높으면 아기가 지나치게 커지거나 양수의 양이 많아져서 조산이나 난산의 위험이 높아진다. 또 아기가 저산소 상태에 놓일 수도 있으므로 혈당 조절이 시급하다(104쪽 참조).

● **전치태반**: 보통 자궁 위쪽에 생기는 태반이 아래에 생겨 자궁 입구를 덮어 버리는 상태로 많은 출혈을 불러일으킬 수 있다. 자궁이 커지면서 태반이 올라가는 수도 있지만 출산 시에 이로 인해 자궁구(子宮口)가 막혀 있으면 제왕 절개를 해야 한다.

● **지연 분만**(난산): 진통이 충분히 강하지 않거나(미약 진통), 아기가 잘 돌지 않거나(회전 이상) 해서 출산이 원활하지 못하고 오래 지속되는 현상이다. 인위적인 방법을 동원하지 않으면 출산에 이르지 못하기도 한다. 경질 분만이 어렵다고 판단되고 산모나 아기가 지쳐서 상태가 나빠지면 제왕 절개를 실시한다(141쪽참조).

- **제왕 절개술**: 복부와 자궁을 절개해서 아기를 꺼내는 시술이다. 경질 분만이 어려울 때 시행한다. 보통 한 시간 이내에 끝나지만 더 오래 걸릴 때도 있으며 모체 사망률은 경질 분만의 4~10배에 이른다고 한다(149쪽 참조).

34세까지는 출산이 안전하다가 35세부터 갑자기 어려워지는 것이 아니며, 필자가 경험한 고령 출산은 대부분 무사히 출산을 마쳤다. 위험도가 높다고 하면 과반수 이상이 위험한 것처럼 생각하는데, 주의해야 할 사항을 잘 파악한다면 지나치게 염려할 필요는 없다.

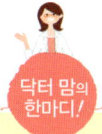

닥터 맘의 한마디!

여러 가지 위험성은 높아지지만
이는 연령이 낮아도 마찬가지다!

살이 찌면 임신 중독증에 걸린다는 말이 사실인가요?

A '살이 많이 찌면 임신 중독증에 걸릴 수 있다'라는 말을 자주 듣는다. 그러나 체중과 임신 중독증은 직접적인 연관은 없다.

그리고 요즘은 '임신 중독증'이라는 말 대신 '임신 고혈압 증후군'이라는 용어를 사용한다. 이는 임신 6개월 21주~분만 후 13주까지 고혈압 혹은 고혈압과 단백뇨 현상이 일어나는 임신부의 합병증을 말한다. 예전에는 임신하고 나서 부종과 고혈압, 단백뇨의 3가지 증상이 보이면 임신중독증으로 진단했다. 그러나 혈압이 임신부의 상태나 아기의 장애에 크게 영향을 미친다는 사실이 밝혀지면서 '혈압'을 강조한 현재의 병명으로 바뀌었다.

참고로 임신 고혈압 증후군으로 판단되는 증상은 다음과 같다.

- **고혈압**: 수축기 혈압 140mmHg 이상, 확장기 혈압 90mmHg 이상(둘 중 어느 하나라도 해당되는 경우)

- **단백뇨**: 하루(24시간) 300mg 이상

※ 일회용 소변 테스트기(dipstick) 30mg/dl 이상(1+) 이상이면 단백뇨 진단(단, 위의 방법이 어려울 때만 사용하는 방법이다-감수자).
단, 위양성(원래 음성이어야 할 결과가 양성으로 잘못 나온 것-옮긴이)도 포함.

원인은 확실히 밝혀지지 않았지만 태반으로 향하는 혈관이 수축되면 혈압을 높임으로써 아기에게 영양분을 보내려고 하는 작용이 발생하는데 이와 더불어 면역성 저하가 그 원인인 것으로 보인다. 이처럼 고혈압이 되면 신장 혈관이 손상을 입어 단백뇨가 나오고 신장 기능도 저하되어 몸 안에 수분이 고여 몸이 붓는다.

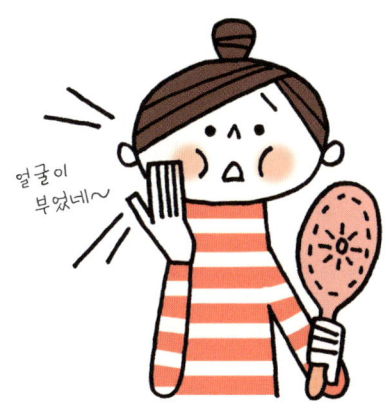

그리고 임신 중에는 원래 잘 붓는데 고혈압이 원인일 때는 얼굴이나 손까지 부을 수 있고 체중이 증가할 수도 있다. '체중이 일주일에 500g 이상 늘면 임신 고혈압 증후군일 가능성이 있다'고 하는데 이는 부었기 때문에 체중이 느는 것이다. 하지만 체중이 늘었다고 반드시 임신 고혈압 증후군인 것은 아니다.

일본에서 임신 고혈압 증후군에 걸리는 임신부는 전체의 약 3~4%(초산의 약 7.5%)다. 원래 당뇨병, 고혈압, 심장병과 같은 지병이 있거나 다태 임신(둘 이상의 태아를 임신한 것)이거나 임신 전의 BMI 수치가 높으면 걸리기 쉽다. BMI 산출 방법은 다음과 같다.

● BMI 산출 공식

체중(kg) ÷ (신장(m) × 신장(m))

BMI가 18.5 미만이면 마른 편이고 18.5~25 미만이면 표준, 25 이상이면 살찐 편이다.

예를 들어 키 160cm에 몸무게가 50kg인 사람은 50÷(1.6×1.6)=19.5이므로 표준이다.

상반신이 붓는 현상 외에도 눈이 따끔따끔하거나 두통이 있는 등, 평소와 다른 증상이 나타나면 임신 고혈압 증후군일 수 있으므로 산부인과에서 진찰받기 바란다. 태아의 발육에 영향을 주기 때문에 상태에 따라 안정을 취하고 식사 요법이나 혈압약, 안정제 등을 이용한 약물 치료를 요하기도 한다.

참고로 첫아이 때 임신 고혈압 증후군에 걸린 임신부가 둘째를 임신했을 때도 걸릴 확률은 약 50%로 첫아이 때 걸리지 않았던 사람에 비하면 약 7배나 위험이 따른다.[23] 이런 사람은 출산을 마친 후에도 정기적인 검사를 받도록 해야 한다.

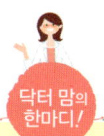

닥터 맘의 한마디!

임신한 뒤에 살이 쪘다고
임신 고혈압 증후군에 걸리는 것은 아니다.
그래도 의심 가는 증상이 보이면 병원에 가자!

임신성 당뇨병에 걸리면 어떻게 해야 하나요?

A 임신성 당뇨병은 임신 중에 처음으로 발병한 당대사 이상 현상을 말한다. 임신부 8명 중 1명(약 12%)이 걸린다고 하는데 실은 필자도 임신성 당뇨병 경험자다. 당뇨병이라고 하면 '생활 습관병'이라는 인식이 강하지만 임신 고혈압 증후군과 마찬가지로 과식하거나 체중이 지나치게 는다고 반드시 걸리는 단순한 질병은 아니다. 필자는 마른 체형으로 체중도 임신 후 오히려 적게 증가한 편이었다.

임신을 하면 태아에게 우선적으로 포도당을 보내기 위해서 엄마의 태반에서 '인간 태반성 락토겐(hpl)'이라는 호르몬을 내보낸다. 그 결과 엄마의 당대사가 나빠져서 혈당치가 상승하고 평소에 혈당치가 높은 사람은 임신성 당뇨병에 걸릴 확률이 높다.

임신성 당뇨병의 위험 요인에는 가족 중에 당뇨병 환자가 있다든지(유전), 뚱뚱하고, 35세 이상이며, 임신 고혈압 증후군을 앓고 있는 것 등이 있다. 이런 요인이 있을 시엔 서둘러 혈당 검사를 해 봐야 한다. 임신 초기의 혈당 검사나 진찰 시의 소변 검사, 임신 24주~28주 사이에 실시하는 임신성 당뇨병 검사(GCT, 글루코오스 챌린지 테스트)에서 임신성 당뇨가 발견되는 경우도 많지만 어느 병원이나 다 이런 검사를 하는 것은 아니므로 사전에 확인해 보기 바란다.

임신부의 혈당치가 높은 상태가 지속되면 아기가 너무 비대해지거나 양수가 너무 많아져서 조산이나 난산이 될 확률이 많고 그만큼 제왕 절개를 해야 할 확률도 높아진다. 또한 배 안이 저산소 상태가 될 수도 있다.

혹시 임신성 당뇨병이라고 진단받으면 정기적으로 검사를 받는 것과 함께 매일 스스로 혈당치를 체크해야 한다. 특히 식사 조절에 신경 쓸 필요가 있다. 기본적으로는 하루에 필요한 식사를 6회에 나누어 먹는 '분할식'을 실시한다. 하지만 가장 적절한 식이 요법은 사람마다 다르므로 의사나 영양사와 의논하기 바란다. 정도에 따라 인슐린 주사를 맞아야 할 때도 있다. 또한 적절한 운동도 도움이 되는데 상태에 따라서는 오히려 운동을 안

하는 편이 좋을 때도 있다.

단, 식이 요법을 할 때 반드시 지켜야 할 사항이 하나 있다. 그것은 바로 제대로 먹는 것이다. 임신성 당뇨병과 일반 당뇨병의 가장 큰 차이점은 배 안에 아기가 있느냐 없느냐다. 임신부는 아기가 배고파하지 않도록 필요한 칼로리를 섭취해야 한다. 필자는 인슐린 주사를 맞고 있었지만 하루에 약 1,900kcal를 별도로 섭취했다. 필요한 칼로리는 아래의 계산으로 알아볼 수 있다. 체중이 아니라 혈당치를 조절해야 한다는 사실을 명심해야겠다.

- 필요한 칼로리 계산법

  임신하지 않았을 때의 표준 체중(kg) × 30 + 임신 시 추가 열량 350(kcal)

- 임신하지 않았을 때의 표준 체중 계산법

  신장(m^2) × 22

임신성 당뇨병에 걸려도 출산을 마치면 대부분의 사람은 다시 정상으로 돌아온다. 그러나 5.4%는 출산 뒤 3~6개월 후의 검사에서도 당뇨병 진단을 받으며, 25%의 사람에게서 내당능장애(IGT, 혈당이 당뇨병인 사람과 정상인 사람의 경계치를 보이는 당뇨병 전 단계-옮긴이)가 발생[24]한다. 그리고 임신성 당뇨병에 걸린 사람은 걸리지 않은 사람에 비해 장차 당뇨병에 걸릴 확률이 7배나 높다고 한다.[25] 따라서 출산 후에도 1년에 한 번은 혈당치 검사를 받도록 하자.

나아가 임신성 당뇨병에 걸렸던 사람이 다음에 임신했을 때 다시 이 병에 걸릴 확률은 40~70%[26]다. 출산 시 아기가 컸다든지, 이전에 임신성 당뇨병 때문에 인슐린을 투여해야 했다든지, 살이 쪘을 때는 발병 확률이 더 높아진다.

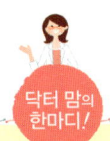

닥터 맘의 한마디!

식사로 영양분을 제대로 섭취하면서
당뇨병을 조절하자!

어디에서 낳아야 할지 고민이에요

임신·출산 관련 잡지에서 '① 대학 병원이나 주산기(周産期, 출산 전후의 기간을 말함. 참고로 이 시기에 대한 의료를 다루는 것을 주산기 의학이라 부른다 – 옮긴이) 센터, ② 종합 병원, ③ 개인 병원(단과 병원), ④ 조산원, ⑤ 자택 중 당신은 어디에서 아기를 낳겠습니까?' 같은 기사를 종종 보곤 한다. 실제로 일본에서 조산원과 자택 출산을 하는 사람은 모두 합해 전체의 1% 정도에 불과하고, 99%는 병원에서 출산을 한다. 5개 항목 중 합쳐서 1%도 안 되는 2가지를 따로 나눠 놓은 것이 다소 이해가 안 가는 대목이다.

사실 어디서 아기를 낳아야 할지 고민하는 것은 대도시에 사는 임신부만의 여유가 아닌가 한다. 지방에는 선택의 여지없이 특정 병원밖에는 없는 경우가 흔하니 말이다. 그리고 사실 대도시에 산다 해도 결국은 자택이나 친정집에서 가까운 시설(1시간 이내)에서 낳는 것이 현실 아닐까?

그래도 출산 장소를 고를 수 있는 여유가 있다면 어떤 시설에서 낳을 것인지 신중하게 검토해 보자. 시설에 따라 안전성이나 융통성, 서비스가 전부 다르기 때문이다. 그러나 지병으로 위험을 안고 있는 임신부는 아무래도 대학 병원을 선택하는 편이 좋다.

조산원에서 낳고 싶다면 병원 내의 조산원을 추천한다. 그러나 자택 출산은 추천하지 않는다. 출산 직전까지 모든 것이 순조로웠더라도 출산 시 무슨 일이 일어날지 알 수 없기 때문이다. 제왕 절개가 필요할 수도 있고 출혈을 많이 할 수도 있는데 유사 시 병원이나 조산원에 비해 자택에서는 산모와 아기의 안전을 보장하기 힘들다.

또한 가능하다면 시설의 특징도 확인하자. 예를 들어 분만 자세를 선택할 수 있는지, 무통 분만을 할 수 있는지 등 96쪽에 명시된 대로 그 시설만의 특색이 있을 것이다.

덧붙여, 'baby friendly hospitality', 즉 아기에게 친화적인 환경인지도 체크해 보자. 이는 유니세프와 WHO가 장려하는 '모유 수유를 성공시키기 위한 10가지 항목'을 실천하는 병원을 말한다. 이런 시설은 처음부터 완전 모유 수유를 원하는 사람에게

안성맞춤이며, 병원에서 성공적으로 모유 수유를 할 수 있도록 적극적으로 지원해 준다는 점에 있어서 긍정적이다. 그러나 이런 병원 중에는 모유 수유를 지나치게 강조해서 산모를 힘들게 하는 곳도 있다. 필자도 스파르타식 모유 수유 병원에서 출산을 했다. 출산 직후 바로 모유가 나오질 않아 자주 수유를 해야 했는데 그 결과 수면 부족과 피로에 시달렸고, 아기의 체중 감소가 적정선을 넘었는데도 분유를 주지 못해 애를 먹었다. 성공적인 모유 수유를 위해서는 시작이 중요한 것이 사실이지만 엄마가 정말 힘이 들 때는 쉬게 해 주고 아기의 체중이 너무 많이 감소하면 분유로라도 보충해 주는 융통성 있는 시설이 좋다.

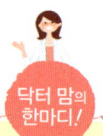

닥터 맘의 한마디!

선택의 여지가 있다면 가장 먼저 안전성을,
그런 다음 시설의 종류나 특색을 체크하자!

시설의 종류

대학 병원이나 주산기 센터

이런 시설에는 의료 설비와, 만일의 사태에 대비해 구급 체계가 잘 갖추어져 있고 직원도 많아 안심이다. 또 진료과가 많아서 지병이 있는 임신부도 다른 과 의사와 연계해서 진료를 받을 수 있다는 점, NICU(신생아 집중치료실)가 있다는 장점도 있다. 다만 진찰 시 대기 시간이 길고 정기 검사 때와 출산 시의 담당 의사가 달라질 수 있다.

종합 병원

대학 병원이나 주산기 센터와 마찬가지로 여러 진료과가 있어서 지병이 있는 임신부는 연계해서 진료를 받을 수 있다. 그러나 최근에는 산부인과나 소아과가 없는 병원도 많으므로 미리미리 확인해 보는 것이 좋다.

종합 병원은 초진에서부터 산전 정기 검사, 분만까지 같은 의사가 담당하는 경우가 많아 서로 신뢰 관계를 쌓을 수 있다. 단, 야간 시의 긴급 제왕 절개 등 문제가 발생했을 때 어떻게 대처해야 할지 미리 확인해 봐야 한다.

조산원, 자택

전체 출산의 1% 이하의 사람들이 이용한다고 한다. 정기 검사 시 꼼꼼히 진료해 주고 시설에 따라서는 집으로 방문해 주는 곳도 있어서 편리하다. 그러나 긴급 상황 발생 시 어떻게 대처할지 어떤 병원과 제휴하고 있는지 반드시 알아 두어야 한다.

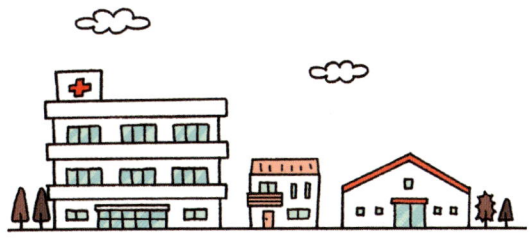

시설의 특색

〈분만 시 자세〉

일반적인 분만: 분만대에 올라 누운 상태에서 다리를 올린 자세로 낳는 방법.

좌위 분만: 앉은 자세에 적합한 특수 의자에서 낳는 방법.

프리 스타일(능동적 분만, active birth): 옆으로 눕거나 네 발로 엎드리는 등 임신부가 최대한 편안한 자세로 자유롭게 낳는 방법으로 침대나 방바닥에서 출산한다.

수중 분만: 체온과 비슷한 온도의 욕조 안에서 출산하는 방법.

〈분만 시 호흡법, 이미지 분만법〉

라마즈 분만법: '진통과 출산은 고통스럽다'는 선입관을 버리고 분만의 진행 순서에 따라 '히, 히, 후~'라는 호흡법으로 진통을 극복하는 방법.

소프롤로지(Sophrology)**식 분만법**: 진통의 아픔을 긍정적으로 받아들이고 출산까지 이미지 트레이닝을 하는 방법. 요가처럼 완전히 내쉬는 호흡법을 한다.

이미지 분만법(Imagery): 이미지 트레이닝의 일종으로 진통 중에 꽃이 피는 것을 상상해서 고통을 이겨 내는 방법이다.

〈그 밖의 키워드〉

무통 분만(마취 분만): 척추 가까이에 튜브를 넣는 경막 외 마취를 해서 진통을 없애거나 완화시키는 분만법(124쪽 참조).

캥거루 케어: 막 태어난 아기를 엄마가 가슴에 꼭 끌어안는 것으로 의료진의 관리하에 실시한다.

가족 분만: 임신부의 가족이 출산에 참여하는 형태. 남편만으로 제한하는 시설도 있고 제왕 절개 시에는 아무도 참여할 수 없는 병원도 많다.

모자동실: 신생아와 한 방에서 지내는 형태. 태어나자마자 실시하는 병원, 희망하면 그렇게 해 주는 병원, 아기를 신생아실에서 맡아 주는 병원, 희망자에 한해 밤에만 신생아실에서 맡아 주는 병원 등 다양하다.

면회 제한: 면회 시간이 비교적 자유롭거나 또는 엄격히 제한하는 병원 등이 있다.

산전 정기 검사에서는 무엇을 하나요?

산전 정기 검사는 임신의 경과를 확인하는 중요한 건강 진단이다. 임신 7개월(~28주)까지는 4주에 1번, 8~9개월(29~36주)까지는 2주에 1번, 10개월(37주~)부터는 1주에 1번 정기 검사를 하는 것이 보통이다. 고위험 임신부의 경우 주 2회 하는 경우도 있다.

우선 초진 시에는 모체의 건강 상태 및 정상적으로 임신이 잘 되었는지를 살펴본다. 이때 자궁 안에서 임신이 되어 있는지가 첫 번째 관건이다. 구체적으로는 문진, 신장과 체중 측정, 외진(일반 소견, 유방, 복부), 내진과 경질 초음파 검사(에코), 소변 검사와 혈압 측정을 한다. 또한 마지막 생리의 시작일을 임신 1개월 1주째 1

일로 보고(1주는 1~7일) 임신 주수나 출산 예정일을 산출한다. 단, 배란일이 정확하지 않을 수 있으므로 이 시점에서는 정확하게 알 수 없다.

초진 이후에는 아기를 싸고 있는 주머니 역할의 '태낭'이 잘 자라고 있는지, 심장이 잘 뛰고 있는지를 확인한다. 나아가 아기가 순조롭게 자라고 있는지, 쌍둥이인지 아닌지도 확인한다.

우선 태아의 크기에 개인차가 없는 3개월차 9~12주 사이에 크기를 측정하고, 이를 바탕으로 임신 주수나 출산 예정일을 나중에 수정한다. 또한 임신 초기, '기초 혈액 검사'에서 주로 빈혈의 유무, 혈액형(Rh 마이너스인지 플러스인지), HIV(에이즈)나 풍진, 매독, B형 내지 C형 간염 등의 전염병 유무도 확인한다. 이때 톡소플라스마나 거대 세포 바이러스에 감염되었는지를 검사하는 병원도 있다.

그 후에는 태반의 위치, 아기의 크기 등을 확인하면서 임신 중기(24~28주), 임신 후기(38주) 무렵에도 일반적인 혈액 검사를 한다. 그리고 출산 예정일이 다가오면 아기의 심박을 체크하는 태동 검사(non stress test)나 내진을 하기도 한다.

매번 검진에서 문진이나 체중, 혈압 측정, 그리고 소변 검사(요단백과 요당 체크)는 빠지지 않으며 복위(腹圍)를 측정할 때도 있다. 5개월 18주부터는 부종의 유무를 확인하고 자궁 길이도 잰다.

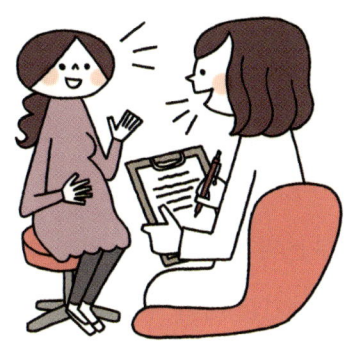

　검진 시에 이런 것만 하고 내진도 초음파 검사도 하지 않으면 '도대체 내가 뭐 하러 온 거지?'라고 생각하는 임신부도 있겠지만 이런 기본적인 관찰이야말로 임신부와 태아의 건강을 확인하는 가장 중요한 잣대다. 정기적으로 병원에 다니는 동안 뜻밖의 질병을 발견하기도 하고, 자각 증상이 거의 없는 임신 고혈압 증후군이나 임신성 당뇨병이 있다는 사실을 알기도 한다. 그러므로 정기 검사는 엄마와 아기의 생명을 지키는 데 도움이 된다.

　또 초음파 검사는 정기 검사의 큰 즐거움이기도 하다. 필자도 초음파 검사 받는 때를 몹시 기다리곤 했었다. 하지만 초음파 검사가 아기의 얼굴을 보기 위한 것은 아니다. 아기의 발육이나 신체 구조에 이상이 없는지, 양수나 탯줄, 태반에 이상이 없는지를 확인하기 위함이다. 산부인과에 따라서는 매번 검진에서 초음파 검사를 서비스로 해 주는 곳도 많지만 의학적으로는 임신 초기와 20주 전후, 그리고 30주 전후에 하는 것이 더 의미가 있다. 나아가 예정일이 다가오면 양수의 양이나 아기의 크기를 확인하기 위해 재검사를 하는 경우가 많다. 또한 뭔가 염려되는 점이 있어도 자주 실시한다.

일본의 경우, 대부분의 병원에서는 정기 검사 시 의사의 검진 전후에 조산사와 이야기를 나눌 수 있게 되어 있다. 조산사들이 '부모 수업'이나 '엄마 수업' 등을 개최하는 병원도 있다. 의사는 주로 임신부와 아기의 건강 상태를 확인하지만 조산사와 간호사는 그 밖의 일들을 자세하게 알려 주는 역할을 한다.

입원이나 분만 시에 원활하게 의사소통할 수 있고 안심하고 출산에 임할 수 있도록 검진 시 의사나 조산사, 간호사와의 신뢰 관계를 쌓아 두는 것이 중요하다. 걱정되는 점이 있으면 의료진에게 반드시 물어 보자.

※ 한국도 최근 산부인과 전문의 수가 줄어들면서 출산을 담당하는 전문 간호사나 조산사에 의한 분만이 일부 늘어나고 있다.-감수자

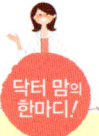

닥터 맘의 한마디!

문진, 체중이나 혈압 측정, 소변 검사는 매번 하고, 필요에 따라 초음파나 혈액 검사를 실시하기도 한다!

〈산전 정기 검사의 흐름〉

임신 개월수	임신 주수	검진 횟수	진찰 내용
임신 초기 (1~3개월)	1 2 3 4	4주에 1번	**초진 시**: 초음파, 빈혈 검사, 혈액형 검사, 풍진 항체 검사, B형 간염 검사, 에이즈 검사, 소변 검사, 자궁경부세포진 검사 **임신 초기**: 초음파(목덜미 투명대), 융모막 융모 생검, 이중 표지물질 검사(더블마커 검사)
	5 6 7 8		
	9 10 11 12		
임신 중기 (4~7개월)	13 14 15 16		**임신 중기**: 삼중 표지물질 검사(트리플 검사), 사중 표지물질 검사(쿼드 검사), 양수 검사, 임신 중기 초음파, 태아 심장 초음파, 임신성 당뇨병 검사(글루코오스 챌린지 테스트), 빈혈 검사
	17 18 19 20		
	21 22 23 24		
	25 26 27 28		
임신 후기 (8~10개월)	29 30 31 32	2주에 1번	**임신 후기**: Rh 마이너스인 경우 면역 글로불린 주사, 초음파 검사(태아 체중, 태반 위치, 양수량 등 확인)
	33 34 35 36		
	37 38 39 40	1주에 1번	
11개월	41 42 43		
			매번 하는 것: 문진, 체중 및 혈압 측정, 소변 검사 ※17~18주부터는 부종의 유무 확인, 자궁 길이 측정

※ 초음파 검사는 시설마다 그 시기와 횟수가 다를 수 있다.
※ 한국의 경우 외국에 비해 초음파 비용이 저렴한 편이어서 대개 산전 검사를 받을 때마다 초음파 검사도 함께 받는다. –감수자

주요 산전 검사에 대해 알려 주세요

임신부 검진에서 실시하는 초음파 검사도 출생 전 정기 검사의 일부지만 하지 않을 때도 많고, 또 어느 정도나 자세히 보는지는 시설마다 다르다. 또한 출생 전에 받을 수 있는 진단의 종류나 횟수도 시설마다 다르다. 따라서 자신이 다니는 병원에서 원하는 검사를 받을 수 없을 경우, 담당 의사에게 다른 시설을 소개받든지, 아니면 스스로 '태아 스크리닝'(PAPP-A, 산모의 혈액을 검사해서 기형 여부를 알아보는 검사-옮긴이)을 해 주는 시설을 찾아서 진찰받아야 한다. 단, 어떤 경우든 담당 의사에게 미리 알리도록 하자. 주요 검사는 다음과 같다.

● **산전 기형아 검사**(모체혈청 마커 검사): **트리플 검사 / 쿼드 검사**

임신 4개월차 16주~5개월차 19주 무렵에 모체의 혈청 속의 3개 혹은 4개의 단백질을 측정해서 태아가 다운 증후군, 에드워드 증후군(2개여야 할 18번 염색체가 3개가 되어 발생하는 선천적 기형 증후군-옮긴이), 신경관 결손(무뇌아)일 확률을 숫자로 나타내는 검사다. 임신부의 연령도 계산에 들어가지만 고령 임신이라고 해서 반드시 확률이 높아지는 것은 아니다.

이 검사는 집단 중에서 정밀 검사가 필요한 사람을 효과적으로 찾아 내기 위한 검사지 확정 진단을 내리는 검사는 아니다. 그러므로 기준치보다 위험도가 높은 경우에는 양수 검사나 융모 검사로 확정 진단을 받을지 결정해야 한다.

사실 기형아 검사 결과가 음성으로 나온 사람의 아기가 다운 증후군일 확률은 매우 낮고, 양성인 사람이라도 다운 증후군 아기를 임신했을 확률은 1~2% 정도에 불과하다. 그래서 임신부가 물으면 '확률은 낮지만 아예 가능성이 없는 것은 아니므로 확정 진단을 원한다면 양수 검사를 해야 합니다'라고 설명한다. 만일 1000분의 1(0.1%)이라는 숫자를 두고 '가능성 0이 아니므로 불안하다'라고 생각한다면 확률로밖에 알 수 없는 검사는 받지 않는 편이 좋다.

사실 임신부가 20세밖에 안 됐어도 다운 증후군에 걸린 아기를 임신할 확률은 0.1% 정도 존재하며 선천적인 질병을 가지고 태어나는 경우도 많다. 이러한 사실에 대해 지나치게 걱정하지는 말자.

● **초기 태아 초음파 검사**(NT, 코뼈, 삼첨판, 정맥관 등)

임신 초기에 태아 목덜미 투명대(NT) 등을 확인하는 초음파 검사를 말하며 일반적인 임신부 검진에는 포함되지 않는다. 임신 3개월차 12주~4개월차 14주, 머리부터 엉덩이까지의 길이가 45~84mm 정도인 아기의 목 뒤를 초음파로 보면 림프액이 모여 있어서 검게 보이는데, 이때 이 'NT(nuchal translucency)'라고 불리는 부분의 두께를 측정해서 다운 증후군의 확률을 계산한다. NT는 손발에 림프관이 형성되어 감에 따라 얇아지기 때문에 측정해야 할 시기보다 빠르거나 늦을 경우 측정치의 의미가 떨어지게 된다. 적절한 시기에 알아보는 것이 중요하다.

NT가 비교적 두꺼운 3mm일 경우, 다운 증후군일 확률은 약 3~4% 정도이며 정상적인 아기일 확률이 압도적으로 높다. 비정상적으로 두꺼운 6mm라도 약 30%는 정상이기 마련이다. 다만 NT가 두꺼우면 염색체 이상뿐만 아니라 심장병을 비롯한 질병이 있을 확률도 높아지기 때문에 특별 관리가 필요하다.[27] 동시에 코뼈가 하얗게 보이기 시작하는지, '삼첨판(tricuspid valve)'이라고 하는 심장의 판이 역류하지는 않는지 '정맥관'이라고 하는 아기에게만 있는 혈관의 파형(波形) 등을 측정하면 보다 정확한 검사를 할 수 있다.

이러한 초기 선별 검사는 측정하는 사람의 기술에 따라 오차가 크기 때문에 가능하면 영국의 FMF(Fetal Medicine Foundation)의 자격증을 소지한 의사(혹은 초음파 기사, 조산사)가 있는 시설에서 검사받을 것을 추천한다.

기술이나 지식이 부족한 의사에게 검사를 받으면 오히려 문제가 될 수도 있다. 한편 이 검사를 통해 다운 증후군, 에드워드 증후군, 파타우 증후군(2개여야 하는 13번 염색체가 3개가 되어 발생하는 선천적 기형 증후군-옮긴이)의 확률을 각각 숫자로 알 수 있으며, 만일 확률이 높으면 양수 검사 혹은 융모 검사로 확정 진단을 받을지를 선택할 수 있다.

● NIPT(비침습적 산전 유전학적 검사)

정식명은 'Non-Invasive Prenatal Genetic Testing'이며 일반적으로 '비침습적 산전 유전학적 검사'라고 한다. 임신 3개월 차 11주 전후에 모체의 혈액 중에 일부 포함되어 있는 태아의 DNA를 검출함으로써 다운 증후군과 에드워드 증후군, 파타우 증후군인 아기일 확률이 높은지를 진단할 수 있다. 임신 초기에 검사가 가능하다는 점, 모체의 혈액만으로 검사가 가능하다는 점, 다운 증후군 검출 확률이 높다는 점에서 우수하다. 하지만 양성인 경우에도 정말로 염색체 이상일 가능성은 그다지 높지 않다는 사실, 아직까지 검사 비용이 비싸다는 점, 또한 염색체 이상 이외의 병을 알 수 없다는 단점이 있다.

이 검사는 아직 그 정확도에 대해서 공식적인 인정이 되지 않은 상태이므로 염색체 이상으로 판정이 될 경우 양수 검사나 융모 검사로 확정 진단을 받을지를 결정해야 한다.

● 양수 검사, 융모 검사

임신 4개월차 16주~5개월차 18주경에 복부에 주사기를 꽂고 양수를 채취해서 조사하는 것이 양수 검사이며, 임신 3개월차 10~12주경에 태반을 채취해서 조사하는 것이 융모 검사다. 이 중 양수 검사 쪽이 더 정확하다고 판단된다. 참고로 두 가지 다 약 0.3~0.5% 정도의 확률로 드물게 유산이나 조산을 동반할 수 있다.

한편 이 검사를 하면 태아의 모든 이상을 파악할 수 있다고 오해하는 사람도 있는데 오직 염색체 이상만 확인할 수 있다. 그리고 최근에는 고령 출산이 다운 증후군의 주된 요인인 듯한 인식이 퍼져 있는데 다운 증후군 아기가 태어날 확률은 35세 때 약

0.5%, 40세 때 1.3%으로 상당히 낮은 편이다.[28] 더구나 염색체가 정상이더라도 다른 선천적 질환을 지니고 태어날 수 있다는 사실을 알아 둬야겠다.

> **닥터 맘의 한마디!**
>
> 각 검사의 내용을 파악한 후
> 검사에 임하도록 하자!

무통 분만은 아기에게 좋지 않은가요?

A '무통 분만'이란 임신부의 등에 관을 넣어 신경 가까운 곳까지 약을 투여하는 '경막 외 마취'로 통증을 억제하면서 출산하는 방법이다. 마취 분만이나 화통(和痛) 분만도 모두 같은 것이다. 산통이 완전히 사라지진 않지만, 10의 통증이 2~3 정도로 줄어든다고 생각하면 된다.

무통 분만을 하면 통증은 잘 느껴지지 않는데, 무엇보다 몸을 잘 움직일 수 있도록 조절하는 기술이 필요하다. 또한 일단 마취제를 투여한 후에는 임신부와 아기의 혈압과 맥박 등을 잘 체크해야 하기 때문에 의료진이 충분히 확보된 병원이 아니면 불가능하다. 그렇기 때문에 무통 분만을 해 주는 병원이 없는 지역도 있다.

 원래는 진통이 온 후에 마취를 하는 것이 이상적이지만 무통 분만에 24시간 언제든지 대처할 수 없는 병원도 있어서 미리 날짜를 정해 낮에 마취와 진통 유발을 하는 '유도 분만'을 하는 곳도 있다. 그런데 이렇게 유도 분만을 할 경우 자궁이 아직 준비되지 않은 상태라서 출산이 좀처럼 진행되지 않는다. 그 결과 제왕 절개술로 출산을 하기도 한다. 실제로 진통이 오지 않으면 바로 제왕 절개를 하는 병원도 있으므로 자세한 설명을 미리 들어 두는 것이 좋겠다.

 한편 무통 분만을 해서 모체의 혈압이 내려가면 태반에 혈액이 흐르지 않아 아기가 호흡이 곤란해질 수 있다. 또한 진통이 약해지는 '미약 진통'으로 인해 출산이 오래 걸리는 '지연 분만'이 벌어지기도 한다. 이렇게 혈압이 저하될 가능성은 28~31%고, 지연 분만은 분만하는 데 평균 약 1시간이 더 걸리며, 그 결과 겸자 분만(forcep delivery)이나 흡인 분만(흡인 분만기를 태아의 머리에 밀착하여 끌어내는 분만-옮긴이)으로 아기를 꺼낼 확률도 늘어나지만, 제왕 절개율에는 변함이 없다.[29]

 아울러 필자는 초산을 할 때는 진통을 경험해 보고 싶었고 지연 분만을 피하고 싶어서 무통 분만을 하지 않았다. 그러나 순산이었기 때문에 만일 다음에 아기를 또 낳을 일이 있다면 무통 분만을 해 보고 싶다. 왜냐하면 무통 분만에는 분명 장점도 있기 때문이다. 무통 분만은 통증에 약한 사람이나, 출산 후 빨리 회복하고 싶은 사람에게 효과적이다. 그리고 진통을 겪어 본 필자의 경험상 진통 자체에 큰 의미가 있다고는 생각하지 않는다. '산통을 겪어야 모성애가 강해진다'는 말은 근거 없는 편견에 지나지 않는다. 산모의 과반수 이상이 무통 분만을 택하는 나라도 있으므로 좀 더 보급돼도 괜찮다고 생각한다.

출산하는 시설에서의 무통 분만 방식, 그에 따른 장점과 위험을 제대로 파악한 후에 시술 여부를 신중히 결정하기 바란다.

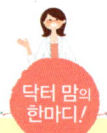

닥터 맘의 한마디!

아기에게 부담이 가지 않는다고는 할 수 없지만
장점도 있으므로 꼼꼼히 비교·검토해 보자!

서둘러 진찰을 받아야 하는 때는 언제인가요?

뭔가 불안하거나 마음에 걸리는 점이 있다면 정기 검사 때까지 기다리지 말고 바로 진찰을 받도록 하자. 이럴 때 인터넷에 질문을 올리거나 관련 사이트를 검색하는 일이 가장 어리석다. 전문가가 아닌 사람이 근거 없이 글을 올리는 일도 많으므로 인터넷상의 정보를 곧이곧대로 믿어서는 안 되겠다.

특히 조금이라도 출혈이 있거나 강한 하복부 통증이 있을 때는 유산이나 조산, 태반이 벗겨지는 '상위 태반 조기 박리(150쪽 참조)'일 가능성이 있으므로 가능한 한 서둘러서 진찰받아야 한다.

파수(135쪽 참조)의 우려가 있을 때도 그대로 방치하면 아기가 세균에 감염될 수 있으므로 이 역시 신속히 병원에 가야 한다.

한편 가끔 태동 횟수가 적다고 불안해하는 사람들이 있다. 무슨 일을 하다가 문득 아기가 움직이지 않는 것처럼 느껴질 때가 있지만 대부분은 임신부 자신이 움직여서 아기의 움직임을 느끼지 못할 뿐이다. 1시간 정도 가만히 배에 손을 얹고 주의를 기울이면 움직임을 느낄 수 있을 것이다. 만일 그래도 태동을 느끼지 못한다면 아기가 약해진 것일 수도 있으므로 진찰을 받자. '출산이 다가오면 아기가 골반 속으로 들어가므로 움직임이 없어진다'라는 얘기도 있지만, 그렇다고 전혀 움직이지 않는 것은 아니다. 또한 두통이 심하다거나 눈이 따끔따끔한 경우에는 혈압이 올라갔을 수도 있으므로 진찰을 받아야 한다. 그 밖에 감기 등으로 고열이 날 때도 아기에게 영향을 주는 수가 있으므로 근처 내과나 다니는 산부인과에서 진찰받도록 한다.

이 밖에도 전구 진통(133쪽 참조)인지 진짜 진통인지 모르겠다거나, 진통 간격을 몰라 언제 병원에 가야할 지 모를 때가 있다. 그러다가 갑자기 5분 간격으로 진통이 올 수도 있으므로 그럴 때는 좀 서두를 필요가 있다. 또 대량의 출혈을 했다거나 갑자기 출산이 시작되어 움직일 수 없을 때는 망설이지 말고 구급차를 부르기 바란다.

뭐든 불안한 증상이 있다면 병원에 연락한다. 그렇다고 '괜찮다'라는 말을 듣기 위해 병원에 수시로 전화하는 일은 삼가야겠다. 그런데 사실 직접 진찰해 보지 않으면 알 수 없는 경우가 대부분이다. 따라서 의사나 조산사, 간호사가 와서 진찰을 받으라고 하면 자신과 아기의 안전을 위해서라도 산모 수첩을 가지고 신속히 내원하기 바란다.

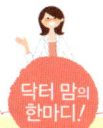

닥터 맘의 한마디!

태동을 느낄 수 없거나 뭔가 불안한 증상이 나타나면 지체 없이 진찰받도록 하자!

출생 전 진단에 대해

선천적 기형아가 태어날 확률은 전체에서 3~5% 정도인데 출생 전에 기형아 검사를 해 보는 것에 대해 각계의 의견이 분분하다. 이런 기형아 검사의 장점으로는 출생 전에 기형아 진단을 받아 보고 만약에 문제가 있다면 아기를 낳자마자 바로 검사나 치료를 받기 쉽다는 점과 부모가 어느 정도 마음의 준비를 할 수 있다는 점을 들 수 있다. 반면에 생명에 지장이 없는 사소한 이상인데도 예비 부모들을 고민하게 만든다는 단점도 있다.

심지어는 이런 진단 때문에 아기를 포기하는 사례도 있다. 일본에서는 '모체보호법'(불임 수술이나 인공 임신 중절에 관한 규정으로 생명을 보호하는 것을 목적으로 하는 일본의 법. 한국은 '모자보건법'에 따른다.–옮긴이)이라는 법률로 태아의 병을 이유로 한 인공 임신 중절을 금지하고 있지만, 실제로는 '병을 앓는 아기를 키우는 것은 엄마의 건강을 해친다'는 등의 이유로 공공연히 이루어지고 있다. 과연 아기의 인권은 언제부터 생기는 것일까? 부모라고 아기의 생명을 좌지우지할 권리가 있을까?

반대로 임신하면 어떤 경우일지라도 낳아서 길러야 하는가? 장애를 가지고 태어난 아이의 고통은 어떻게 생각해야 하는가? 출산 전 검사로 아기의 기형 여부를 검사하는 것이 정당한지는 답을 알 수 없는 어려운 문제다.

필자는 검사받기 전에 만약 태아에게 병이나 장애가 있다면 부모의 생활은 어떻게 달라질지 부모에게 잘 인식시켜 주고 낳아 기를지를 잘 검토한 후에 검사받는 것이 좋다고 생각한다. 간혹 검사를 받고 나서 상대방과 의견 차이가 있을 수도 있기 때문이다.

물론 이는 쉽게 결정하기 어려운 문제다. 필요하다면 신생아과 의사나 소아과 의사, 유전자 전문가나 임상 유전 전문의, 지병을 가진 자녀를 둔 부모들 단체와 상담해 보는 것도 좋은 방법이다.

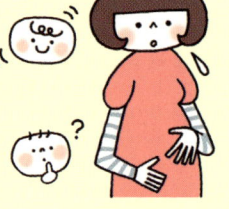

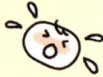

출산 전

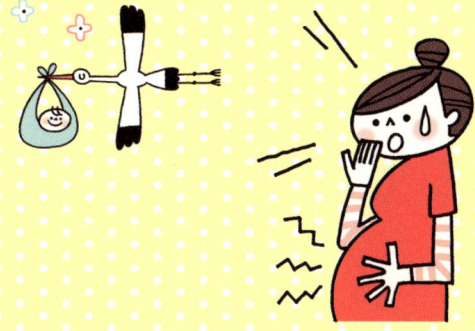

Q.1 출산 징후에는 어떤 것이 있나요?
Q.2 출산의 흐름을 알고 싶어요
Q.3 순산을 위해 할 수 있는 것은 무엇인가요?
Q.4 가능한 한 자연스러운 방법으로 출산하고 싶어요
Q.5 어떨 때 제왕 절개를 하나요?

출산 징후에는 어떤 것이 있나요?

임신 10개월차 38~42주는 만삭인 시기로 일단 38주가 넘으면 아기가 언제 태어날지 모른다. 출산의 징후가 나타나기도 하지만 사람마다 차이가 있다.

먼저 분만이 시작되기 약 1주일 전 정도에 자궁이 수축함으로써 가벼운 진통이 오는 '전구 진통(前驅陣痛)'이 올 수 있다. 이 전구 진통은 분만으로 이어지는 진통과는 달리 간격이나 지속 시간이 불규칙하고 대부분은 진짜 진통으로 이어지지 않고 가라앉는다.

또한 '아두(兒頭) 하강'이라고 해서 아기가 자궁 아래쪽으로 이동해 모체의 골반강 안에 들어가면 동시에 자궁의 위치도 하강

한다. 그러면 자궁 아래쪽이 열리기 시작하고 아기를 둘러싸고 있는 난막이 자궁에서 벗겨져 약간의 피가 나오기도 하는데 이것이 '이슬'이다.

사람에 따라서는 아두 하강에 의해 위가 압박을 받지 않기 때문에 식사량이 늘기도 한다. 동시에 하복부가 압박되기 때문에 소변을 더 자주 보기도 한다. 이 모두가 출산의 징후 중 하나다.

느낌은 없지만 출산에 대비해 질과 자궁 사이를 이어 주는 자궁 경관이 부드러워지고 짧아진다. 이를 '자궁 경관의 숙화(熟化)'라고 한다. 실제로 출산이 가까워지면 내진을 받을 때 '경관이 길군요', '아직 딱딱하네요' 등의 말을 듣곤 할 것이다.

출산 예정일이 다가오거나 예정일을 훌쩍 넘겨도 태어날 징후가 없으면 빨리 낳고 싶은 마음에 이것저것 시도해 보기도 한다.

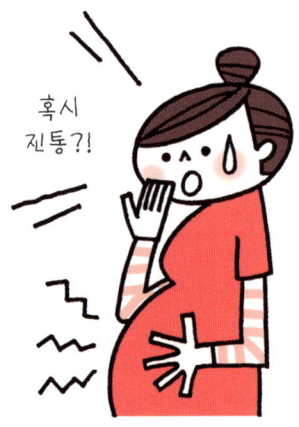

비타민 음료를 마신다든지, 불고기를 먹으면 산기가 온다는 말 등이 있지만, 이는 단순한 징크스다. 그 밖에 중력으로 인해 아기가 밑으로 더 잘 내려가므로 쪼그려 앉았다 일어나기나 계단 오르내리기가 좋다든지, 막달에 성관계를 하는 방법도 자주 입에 오른다. 물론 해서는 안 되는 행위는 아니다. 하지만 약간의 자극이 될지는 모르지만 효과는 입증된 바 없으므로 적당히 하는 것이 좋겠다.

출산이 가까워지면 아기를 밀어 내기 위해 자궁이 수축하는 '진통'이 시작되는 일도 있는가 하면, 양막이 터져 양수가 흘러내리는 '파수'가 시작되는 일도 있다. 또 이 두 가지가 동시에 일어나는 사람도 있는데 파수를 한 경우에는 신속히 병원에 연락을 취해야 한다. 상황에 따라서는 바로 입원해야 하는 수가 있기 때문이다.

일단 진통이 오면 몇 분 간격으로 얼마나 지속되는지 체크하기 바란다. 스마트폰이 있는 사람은 진통 간격을 체크해 주는 앱을 이용해도 좋다. 분만으로 이어지는 진통은 전구 진통과 달리 규칙적으로 찾아온다. 예를 들어 처음에는 30분 간격이다가 시간이 지나면서 간격이 짧아지고 점점 통증도 강해진다.

특히 초산인 경우 진통이 두려운 것이 당연하다. 그런데 물론 아프지만 다음 진통까지의 사이에 통증이 수그러들기 때문에 지속적으로 아픈 것은 아니다. 여유가 있을 때는 식사를 하거나 목욕을 해도 되지만, 파수된 상태에서는 감염될 우려가 있으므로 목욕은 삼간다.

병원까지의 거리에 따라 약간의 차이는 있지만 보통은 진통이 10~15분 간격이 되면 한밤중이라도 병원에 연락을 취한다. 특히 경산부인 경우 출산의 진행이 빠를 수 있으므로 주의한다.

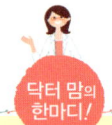

닥터 맘의 한마디!

전구 진통이나 아두 하강, 이슬, 파수 등 다양한 징후가 있다!

출산의 흐름을 알고 싶어요

의학적으로는 1시간에 6회 이상(10분 간격)의 진통이 있으면 분만이 시작되었다고 본다. 여기서부터 출산까지 초산부일 경우 12~15시간, 경산부는 그 절반 정도 시간이 걸린다. 물론 출산에 걸리는 시간은 개인차가 크기 때문에 이는 어디까지나 표준치다.

분만은 분만 제1기(진통이 10분 간격이 되었을 때부터 자궁구가 완전히 열릴 때까지), 제2기(자궁구가 완전히 열렸을 때부터 태아가 나올 때까지), 제3기(태반이 나오는 시기)의 세 단계로 나뉜다.

● 분만 제1기

출산까지의 경과에도 개인차가 있으나 일반적으로는 분만 제1기가 가장 길다. 자궁 수축에 의해 자궁 경관이 부드러워지고 짧아지며 자궁구가 열려 가는 단계다. 아기는 턱을 당기고 빙글빙글 돌면서 엄마의 골반 입구에 머리를 넣고(제1회선), 계속 회전하면서 엄마의 꼬리뼈 쪽을 향한다(제2회선). 제1기의 소요 시간은 초산부일 경우 평균 약 10시간, 경산부일 경우 평균 약 5시간이다.[30]

나아가 자궁구가 3~5cm 열려서 본격적인 진통이 시작되기 전까지 초산부가 20시간, 경산부가 14시간 이상 걸리면 지연 분만의 위험이 높아진다.

● 분만 제2기

자궁구가 완전히 열려 10cm가 되면 분만 제2기에 들어가고, 보통 이때 양수가 터지면서 진통이 더욱 강해진다. 이때 힘을 주면 아기가 회전하면서 머리를 내밀기 시작한다(제3회선). 이때 머리 반경에서 가장 넓은 곳이 나오면 보통 의사가 힘 주지 말라고 지시한다. 이렇게 아기가 튀어나오거나 회음에 무리한 힘이 가지 않도록 주의하면서 아기가 나오는 것을 돕는다. 회음이 찢어질 것 같을 때는 절개를 하기도 한다. 그 후 아기가 빙글 돌아서 몸과 팔다리가 나온다(제4회선). 제2기의 소요 시간은 초산부가 평균 약 2시간, 경산부는 평균 약 1시간 정도다.[31]

● 분만 제3기

이렇게 아기와 대면하면 분만 제3기가 시작된다. 아기에게 산소와 영양을 공급하던 태반이 제 역할을 다하고 밖으로 나오는 것이다. 이때도 고통을 느낄 때가 있는데 진통에 비해서는 가볍다. 태반이 나오면 필요에 따라 회음의 상처를 봉합하기도 한다. 이것으로 드디어 출산은 끝이 난다.

출산 직후는 아기도 엄마도 아직 불안한 상태다. 엄마의 자궁은 급격히 수축되고 출산 시 출혈도 있기 때문에 분만 후 약 2시간은 주의 깊게 관찰해야 한다. 출혈량이 줄고 자궁 수축에 문제가 없다는 것을 확인한 후 병실로 이동하자.

출산 과정

분만 제1기

제1회선
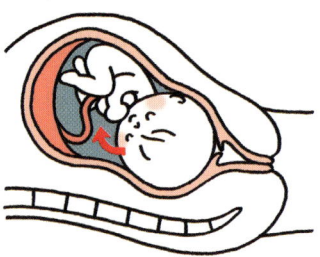

아기가 턱을 끌어당겨 회전함으로써 엄마의 골반 속으로 들어간다.

제2회선
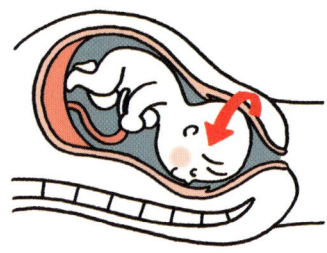

2회선째에서 아기는 엄마의 꼬리뼈 쪽을 바라본다.

분만 제2기   **분만 제3기**

제3회선, 제4회선
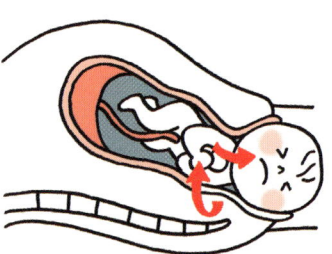

3회선째에서 외음부 밖으로 고개를 내밀고 4회선째에서는 몸과 손발을 내밀면서 태어난다.

태반의 만출
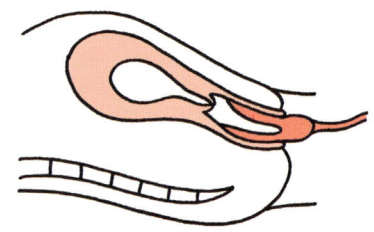

역할을 마친 태반을 꺼내면 출산은 끝난다.

순산을 위해 할 수 있는 것은 무엇인가요?

순산에 대한 의학적인 정의는 없지만 보통 짧은 시간 안에 수월하게 출산하는 것을 말한다. 앞서 언급한 대로 초산일 경우 12~15시간, 경산부는 약 그 절반을 기준으로 하므로 그보다 더 빠르고 원활하게 출산하는 경우를 '순산'이라고 할 수 있겠다. 반대로 초산부인데 30시간 이상, 경산부인데 15시간 이상이 걸리면 지연 분만(난산)으로 간주한다.

순산을 할 수 있을지는 기본적으로 분만의 3대 요소가 제 기능을 잘 하느냐에 달려 있다.

분만의 3대 요소란 '산도', '아기' 그리고 '만출력'이다.

- **산도**(産道): 임신부의 골반 모양이나 살이 붙은 형태 등이 산도에 영향을 미친다.
- **아기**: 아기의 체형이나 크기, 아기가 머리 모양과 몸의 방향을 바꾸면서 배 밖으로 나올 때의 회선 방향.
- **만출력**: 임신부의 진통의 강도와 힘을 주는 능력과 방향.

그 밖에도 간호사 및 조산사에 따라서도 출산이 원활하게 이루어질지가 결정된다. 뭔가 문제가 발생했을 때 의료 처치는 산부인과 의사가 행하지만 마지막까지 아기가 원활하게 태어나도록 유도하는 것은 거의 간호사나 조산사의 역할이다. 의사의 기량에도 차이가 있듯이 간호사나 조산사 역시 개인마다 기량이 다르기 마련이다. 개개의 노력이나 센스뿐 아니라 출산의 경험이 많은지 여부에 따라 출산 기술도 향상될 수밖에 없다.

아기가 내려오는 방법, 자궁구가 열리는 정도, 진통의 강도 등을 확인하면서 힘주는 타이밍이나 자세, 의사를 부를지 여부를 정확히 판단해 나가는 출산 기술은 많은 지식과 경험을 요한다. 회음이 늘어나는 방식도 이러한 힘을 주는 타이밍이나 자세에 따라 크게 달라진다. 나아가 임신부의 호흡법, 타이밍 등을 알기 쉽게 전달하는 커뮤니케이션 능력이 좋을수록 출산은 원활해질 것이다.

낳는 사람에게도 물론 요령이 있다. 임신부 중에는 간호사나 조산사의 지시대로 호흡이나 힘주기를 조절할 수 있는 사람이 있는가 하면 그렇지 못한 사람도 있다. 그런데 이는 아무리 연습해도 실제로 해 보지 않으면 알 수 없는 것이다. 임신부가 할 수 있는 것은 의사소통을 잘할 수 있도록 간호사 및 조산사와의 신뢰 관계를 쌓아 두고, 진통이 오면 아기가 태어날 때까지 자신이 편하다고 생각하는 자세를 취하는 것, 그리고 의료진의 도움을 잘 받는 것이다.

항간에는 순산에 대한 정보가 넘쳐난다. 가령 '체중은 늘리지 않는 편이 좋다'라는 정보가 다수지만 말랐다고 다 쉽게 낳는 것은 아니다. 발을 차게 하면 진통이 약해진다는 것도 잘못된 정보며 몸을 따뜻하게 하면 진통이 강해진다고 하는 것 역시 사실이 아니다.

또한 매일 오일을 발라 회음 마사지를 하면 회음이 잘 늘어나서 절개하지 않아도 된다고 말하는 사람도 있지만 이로 인한 효과는 절개와는 상관이 없고 통증이 줄어드는 정도다. 또 '고관절을 유연하게 해 두면 좋다'라는 말도 자주 들린다. 물론 그렇게만 된다면 더할 나위 없겠지만 이 또한 직접적으로 순산에 연관이 있다고는 할 수 없다.

누구나 순산을 위해, 자신과 아기를 위해 뭔가 노력하고 싶을 것이다. 하지만 의학적으로는 '이렇게 하면 순산을 할 수 있다' 라는 이야기들에 근거는 없다. 출산도 결국 인간의 힘으로는 어찌할 수 없는 자연의 섭리이기 때문이다.

그러므로 설령 미약 진통 때문에 지연 분만이 된다 해도 '노력이 부족해서'라며 자신을 책망하지 말자. 주변에서 'OO을 안 해서 그렇다'라고 말해도 그냥 흘려듣자.

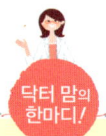

닥터 맘의 한마디!

순산을 하는 방법은 특별히 없으므로
난산이 온다 한들 임신부의 탓은 아니다!

가능한 한 자연스러운 방법으로 출산하고 싶어요

많은 임신부들이 자연스럽게 아기를 낳기를 희망한다. 그런데 과연 어떤 출산이 자연스러운 출산일까? 보통은 '제왕절개를 하지 않고 질을 통해 낳는 출산', '마취제를 사용하지 않고 진통을 고스란히 맛보는 출산', '분만대가 아닌 방바닥에서 낳는 출산' 등의 의미를 내포하지만 딱히 정해진 정의는 없다.

'여성은 본능적으로 아기를 낳는 힘을 지니고 있으므로 의료진의 개입은 불필요하다'라고 주장하는 사람도 있다. 물론 전체 임신부의 약 90%는 의료진의 도움 없이 자연스럽게 출산할 수 있는 능력을 갖추고 있다. 하지만 동물이든 인간이든 혼자서는 아기를 낳을 수 없는 경우가 생길 수도 있고 중간에 아기 혹은 엄마가 사망하는 때도 있다.

일례로 일본에서는 메이지 시대(1868~1912년, 메이지 유신 이후의 메이지 천황 통치기-옮긴이)만 해도 250명 중 1명꼴로 출산 도중 임신부가 사망했으나 현재는 100분의 1로 그 확률이 줄었다. 옛날에 비해 위생 상태나 영양 상태가 향상되고, 의술과 의료 체계가 개선된 덕에 이렇게 더 안전하게 출산할 수 있게 된 것이다. 물론 예나 지금이나 출산은 목숨을 잃을 수도 있는 일이지만 이처럼 자연의 순리대로 아기를 낳았던 옛날이 훨씬 더 위태로웠던 것은 사실이다.

그럼에도 불구하고 병원에서의 출산을 인공적인 것이라고 생각하는 사람들이 있는데, 실은 산부인과 의사들 역시 의료진이 개입해서는 안 된다고 생각하는 경우가 상당하다. 필자 역시 출산을 자연스러운 과정에 맡기는 것이 바람직하다는 입장이다. 하지만 산모와 태아의 안전을 위해 의사가 개입할 수밖에 없는 상황이 있게 마련이다. 주로 다음과 같은 경우에 의료진이 개입한다.

기구를 이용한 분만 유발

자궁구가 잘 열리지 않을 경우, 기계적인 유발을 해야 할 때가 있다. 이런 기계적인 유발 방법 중 하나는 물을 흡수하면 팽창하는 막대 모양의 '라미나리아(laminaria)'를 몇 개 삽입하는 방법이다. 또 하나는 손으로 자궁벽에서 난막을 벗겨 자극을 가하는 '난막 박리'가 있다. 나아가 풍선같이 생긴 '메트로이린텔'을 삽입해 그곳에 멸균수를 주입함으로써 자궁구를 부풀리는 방법도 있다. 이 모두는 진통 촉진제를 사용해야 하는 전 단계에서 필요에 따라 실시한다.

진통 촉진제

양수가 터진 후 1~2일이 지나도 진통이 오지 않을 때나 예정일에서 1~2주 정도 지나 진통이 약할 때, 출산이 좀처럼 진행되지 않을 때 진통을 촉진하는 약이다. 이 약을 두려워하는 사람도 있지만, 적절히 사용하면 이처럼 출산에 도움이 되는 것이 없다. '사랑'을 관장하는 호르몬인 옥시토신이 들어 있는 약과 생리 활성 물질인 프로스타글란딘이 들어 있는 약 두 종류가 있으며 둘 다 몸 안에 있는 성분을 인공적으로 만들어 낸 것이다.

이 중 요즘 많이 사용하는 옥시토신이 들어 있는 약은 링거로 진통의 강도를 조절하기 쉽다는 장점이 있다. 출산 전에는 임신부의 사전 승낙이 있어야 사용이 가능하고, 출산 후에는 출혈량을 줄이기 위해 매일 투여하기도 한다.

회음 절개와 봉합

절개하지 않는 편이 의료진도 더 수월하지만 필요에 따라 질구와 항문 사이의 회음부를 2~3cm 정도 잘라서 아기를 꺼낸 후에 봉합해야 한다. 예를 들어 아기를 서둘러 꺼내야 하는 경우, 회음이 찢어질 것 같은 경우, 상처가 항문까지 이를 것 같을 때 찢어지는 방향을 조절하고자 하는 경우 실시한다.

겸자 분만/흡인 분만

겸자나 흡인컵을 사용해서 아기를 꺼내는 방법으로, 아기의 머리를 겸자에 끼우거나 또는 아기의 머리에 흡인컵을 흡착시켜서 잡아당긴다. 자궁구가 완전히 다 열린 분만 제2기 도중에 진행이 정지되었거나 더딘 경우, 신속히 아기를 꺼낼 필요가 있다고 판단될 때 사용한다.

이 밖에 제왕 절개술을 해야 하는 상황은 다음 항목에서 자세히 설명하겠다.

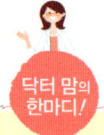

많은 의사들이 자연스러운 흐름에 맡기지만
안전을 위해서는 의료진이 개입해야 할 때도 있다!

어떨 때 제왕 절개를 하나요?

출산 시설이나 의사의 소견, 임신부의 희망에 따라서도 다르지만 일반적으로 태반이 자궁구를 막고 있는 '전치 태반'일 경우, 아기가 머리를 아래로 향하지 않은 '역아(逆兒)'일 경우나 '횡태위(橫胎位, 자궁 안에서 태아가 옆으로 있는 상태-옮긴이)'일 경우, 혹은 산도를 막는 큰 자궁 근종이 있다거나, 이전에 제왕 절개를 했다거나, 다태 임신(한 번에 둘 이상의 태아를 임신하는 것-옮긴이)으로 인해 경질 분만은 위험하다고 의사가 판단했을 경우에 제왕 절개를 시행한다. 이때 미리 날짜를 정해서(보통은 38주 이후 진통이 오기 전) 제왕 절개를 하는 것을 '예정 제왕 절개' 혹은 '선택 제왕 절개'라고 한다.

그 밖에 경질 분만을 시도했으나 아기가 회전하는 데 이상이 있거나 산모의 자궁구가 열리지 않는 등, 여러 가지 이유로 분만이 지연, 정지되었거나, 태반이 갑자기 떨어지면서 위험한 상태에 이르는 '상위 태반 조기 박리'가 일어났을 경우, 산모나 아기의 생명이 위험할 경우에는 급히 제왕 절개를 실시한다. 이를 '긴급 제왕 절개'라고 한다.

일분일초를 다투는 긴박한 상황에서는 전신 마취로 수술을 하기 때문에 의식이 없다. 그러나 대부분의 경우 하반신만 부분 마취를 하기 때문에 아기의 울음소리를 들을 수 있음은 물론 자궁이 당겨지는 느낌도 있다. 수술 소요 시간은 개인차가 있지만 약 1시간 이내다. 배와 자궁을 갈라 아기를 꺼낸 후 태반을 꺼내 봉합하면 끝이다.

여전히 '제왕 절개는 편한 출산'이라는 편견을 가진 사람들이 있지만, 제왕 절개를 할 경우 출산 후 최소한 일주일 정도는 입원해야 하기 때문에 훨씬 힘들다. 또 출혈도 많아서 경질 분만보다 혈전증에 걸리거나 세균에 감염될 위험도 높다. 아기로서도 경질 분만이 산도를 통과하는 동안 폐의 수분이 빠져나와 호흡을 하기 위한 준비를 천천히 할 수 있기에 더 편하다.

때문에 '소중한 아기니까 아예 제왕 절개를 해 주세요'라든지 '더 이상 진통을 견딜 수 없으니 제왕 절개해 주세요' 하는 소리는 의사로서 쉽게 받아들이기 어려운 요청이다. 전문가라면 위험을 감수하면서까지 굳이 제왕 절개를 실시할 이유가 없다.

참고로 한 번 제왕 절개를 하면 다음 출산에서도 제왕 절개를 하는 병원이 많다. 자궁근을 자른 후 봉합했기 때문에 다음 임신에서 심한 진통이 왔을 때 자궁이 파열될 우려가 있는데 이는 모체와 아기 모두의 생명을 위협하기 때문이다.

자궁이 파열될 확률은 자궁의 근층을 세로로 잘랐을 경우 8%, 가로로 잘랐을 경우 1% 정도다. 따라서 세로로 잘랐을 때는 다음 출산에서도 100% 제왕 절개를 해야 한다. 그렇기 때문에 자궁 절개 시에는 가로로 하는 것이 좀더 안전하다(피부 절개는 세로로 하더라도 무방하다).

자궁을 가로로 절개한 사람은 다음 출산 때, 긴급 상황에 대처할 수 있는 큰 병원을 이용하면 '브이백(VBAC, Vaginal Birth After Cesarean Section)'이라는 경질 분만에 도전해 볼 수 있다. 다만 이는 제왕 절개술을 한 번밖에 하지 않은 산모에 한한다. 두 번 이상의 제왕 절개를 한 산모는 자궁 파열의 위험이 높기 때문에 브이백을 금하고 있다. 만일 '우리는 해 드려요'라고 제안하는 병원이 있다면 오히려 경계해야 한다.

브이백으로 분만할 경우에는 아기의 심박 모니터를 잘 관찰하고 이상이 있으면 바로 제왕 절개를 할 수 있도록 365일 24시간, 산부인과 전문의 2명과 마취 의사, 소아과 의사가 필요하다. 그런데 현재 의료 상황에서는 유감스럽게도 이런 조건을 갖춘 병원이 많지 않다.

또한 한 번 제왕 절개를 한 사람은 다시 경질 분만을 하지 못할 확률이 높다. 이전 출산에서 역아, 횡태위와 같이 아기의 상태가 좋지 않아서 제왕 절개를 했을 때는 80% 정도의 확률로 경질 분만에 성공한다. 그러나 도중에 분만이 정지되어 제왕 절개에 들어간 경우에는 경질 분만에 성공할 확률이 낮다. 원래 진통이 잘 오지 않는 체질도 있고, 골반이나 산도의 조건이 나쁜 사람도 있는 탓이다. 반대로 경질 분만의 경험이 있으면 성공률도 높아진다.

또 '제왕 절개는 3회까지'라는 말을 많이 하는데 4회든 5회든 출산은 가능하다. 다만, 같은 곳을 자르고 봉합하기 때문에 자궁 근육이 얇아지고 복부 유착도 심해지므로 출산이 힘들어질 수는 있다.

일본 후생성의 2011년 자료에 따르면 일본에서는 약 19.2%의 산모가 최종적으로 제왕 절개로 출산을 한다고 한다. 20년 전에 비하면 약 2배가 늘어, 제왕 절개가 더 이상 생소한 출산 방법이 아니라는 소리다.

한편 자연 분만에 집착해서 경질 분만을 장려하는 병원이나 조산원 등만을 찾는 임신부도 있다. 그러나 출산에 있어서는 아기와 엄마의 안전 확보가 가장 중요한 문제가 아닐까? 제왕 절개술도 엄연한 출산이다. 제왕 절개 출산을 무시하거나, 제왕 절개를 할 경우 아기가 가엾다는 편견 따위에 신경 쓰지 말고 무사히 아기를 출산할 수 있는 방법을 최우선으로 생각하자.

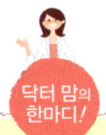

닥터 맘의 한마디!

경질 분만으로는 엄마와 아기의 안전을 보장하기 힘들다고 의사가 판단했을 때 제왕 절개를 시행한다!

'좋은 출산'이란 어떤 것인가?

요즘에는 '나다운 출산'이라는 말이 유행할 정도로 '나다움'을 중시하는 사람이 많다. 임신부 중에는 '무슨 일이 있어도 자연 분만으로 낳고 싶다', '회음은 자르고 싶지 않다', '물속에서 낳고 싶다'라는 식으로 특정 요소에 강한 집착을 보이는 사람도 있다.

물론 굉장히 위험한 모험만 아니라면 출산에 대해 희망 사항을 품는 것은 좋은 일이다. 필자 역시 의사로서 가장 중요한 것은 엄마와 아기의 안전이지만, 그 다음은 산모나 가족의 만족이라고 생각한다.

그러나 실제로 분만실에서는 모든 것이 뜻대로 되지만은 않는다. 출산은 그냥 결혼식을 올리는 것처럼 자기가 원하는 대로 연출할 수 없고, 그 누구도 이를 조절할 수 없다. 출산 직전까지 순조로웠는데 갑자기 분만이 정체되어 제왕 절개를 해야 하는 일도 종종 일어나곤 한다.

원하는 출산 방식에 극도로 집착한 나머지 '이렇게 낳으려는 게 아니었는데…….' '별로 좋지 않은, 만족할 수 없는 출산이었다'라고 좌절하는 것은 매우 유감스러운 일이다.

어떤 출산 방식이었든 '스스로 낳고 스스로 기른다'라는 마음가짐만 있으면 되지 않을까? 또한 본인이 '훌륭한 출산이었다'고 생각하면 남이 어떻게 생각하든 그것은 좋은 출산이었음에 틀림없다.

자연 분만을 해서 낳든 제왕 절개를 해서 낳든 모두가 소중한 생명이다. 출산 형태에 연연해하지 말고 가능한 출산을 긍정적으로 받아들이는 게 좋겠다.

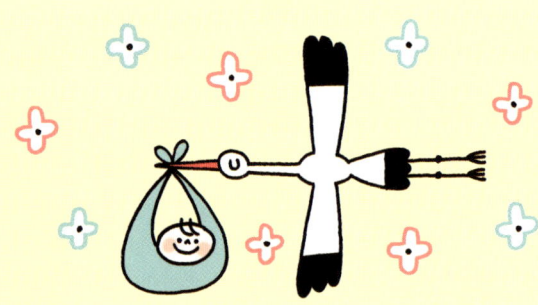

출산 후

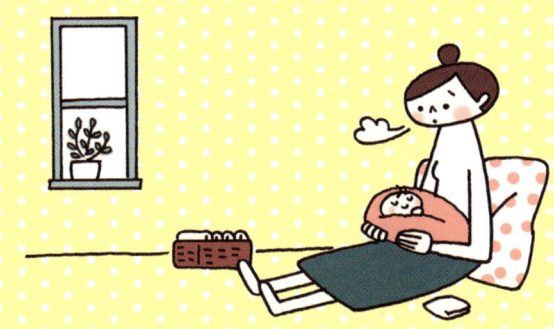

Q₁. 출산 후 한 달은 쉬어야 하나요?
Q₂. 스스로 할 수 있는 산후 조리법을 알려 주세요
Q₃. 상처는 어떻게 관리해야 하나요?
Q₄. 모유를 먹이는 편이 좋은가요?
Q₅. 출산 후 성관계는 언제부터 할 수 있나요?

출산 후 한 달은 쉬어야 하나요?

출산 후 한 달은 역시 편안히 쉬면서 안정을 취해야 한다. 그 이유는 출산으로 인해 골반이나 골반저근이 크게 바뀌었기 때문이다.

원래 여성의 골반은 장이나 자궁, 방광, 난소 등의 내장을 둘러싸는 형태로 되어 있다. 이때 허리 좌우에 나와 있는 장골(腸骨, 엉덩뼈), 배골(背骨, 등뼈) 아래쪽에 있는 선골(仙骨, 엉치뼈), 앉으면 바닥에 닿는 좌골(坐骨, 궁둥뼈), 요도나 질구의 앞쪽에 있는 치골(恥骨, 두덩뼈), 이렇게 4가지를 합친 전체가 골반이다. 그리고 골반 아래쪽에는 '근육의 거들'이라 불리는 '골반저근'이 있어서 자궁과 같은 장기를 지탱해 줄 뿐 아니라 질의 기능을 조절하는 중요한 역

출산후 **157**

할을 한다.

특히 임신 중에는 이 골반이 좌우로 약간 벌어지면서 커진 자궁이나 태아, 태반, 양수, 그 주변의 근육이나 지방, 대량의 혈액을 감싸 보호해 준다. 이때의 골반저근은 내장이나 아기가 아래로 떨어지지 않도록 평소와는 비교가 안 될 정도의 무게를 지탱한다.

그뿐인가? 나중에 분만할 때 아기가 자궁에서 나가게 되므로 골반은 크게 벌어지고 골반저근은 상처 입고 늘어난다.

그러나 일단 출산을 한 직후부터 자궁은 수축하기 시작하고 수유를 하면 할수록 수축이 빨라진다. 그리고 가만히 누워 있으면 골반이 조금씩 닫히면서 골반저근도 원상태로 돌아간다. 가능하면 이렇게 누워 있는 편이 좋은 이유는 출산으로 상처 입은

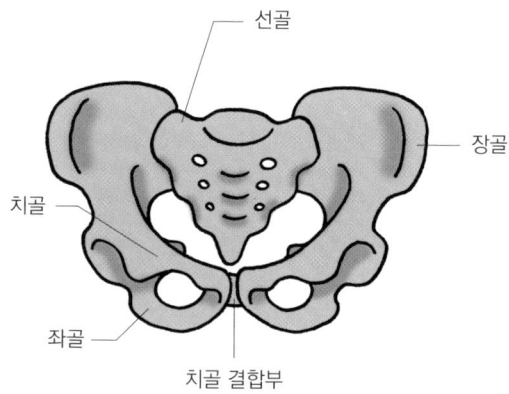

골반이나 골반저근에 중력에 의해 수직 방향으로 부하가 가지 않도록 하기 위함이다. 따라서 출산 후 바로 일하고 싶다거나, 아기를 위해 몸을 움직여 무리를 하는 사람이 있지만, 출산 후 한 달 간은 충분한 휴식을 취하는 편이 좋다. 회복되지 않은 채로 무리하면 요실금 같은 문제도 생길 수 있다. 그러나 '출산 후에 무리를 하면 갱년기 장애가 심해진다'는 속설은 전혀 근거 없는 얘기다.

요즘 사람들은 너무 바빠서 산후 조리를 잘 못한다. 그 와중에 최근 일본의 한 여배우가 한국의 '산후 조리원'을 이용해서 산후 조리를 해 화제가 된 적이 있다. 한국의 '산후 조리원'은 일본과 마찬가지로 한국 사회가 핵가족화되면서 집에서 쉴 수 없는 여성들을 위해 생겨난 시설이다. 일본에도 비슷한 시설이 있기는

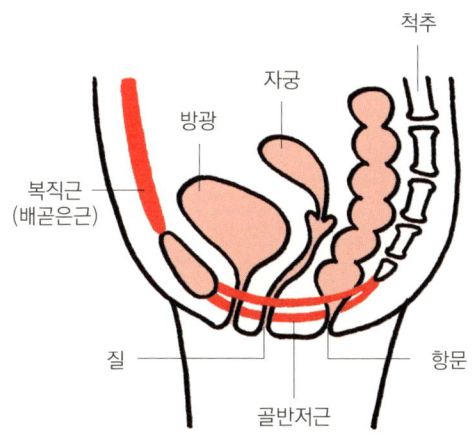

하지만 그 수도 적고 비용도 비싸서 현실적이지는 않다.

산후 조리원에도 못가고 부모님 집에서도 산후 조리를 못할 때는 관공서에 도우미를 부탁하거나 남편에게 의지하는 수밖에 없다. 또한 그냥 누워 있는 것 외에 스스로 할 수 있는 산후 조리를 찾는 것도 바람직하다. 최선을 다해 자기 자신을 돌보길 바란다.

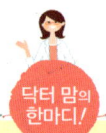

닥터 맘의 한마디!

산후에 벌어진 골반, 상처 입은 골반저근을
회복시키기 위해 당연히 쉬어야 한다!

스스로 할 수 있는 산후 조리법을 알려 주세요

A 필자도 아기를 낳고 나서야 출산 후가 얼마나 힘든지 절실히 깨달았다. 아기도 돌봐야 하고 집안일까지 해야 하니 보통 문제가 아니다. 이 책에서는 최대한 빨리 몸을 회복시키기 위해 혼자서도 간단히 할 수 있는 산후 조리법을 소개하고자 한다.

그중 하나는 바로 보조 벨트를 차는 것이다. 이는 골반, 골반저근의 회복을 돕고 자세가 좋아지는 데도 도움을 준다. 다만 걸어 다닐 때도 항상 차고 있어야 하는 것이 쉽지 않다. 필자도 출산 후 1년 이상 어느 정도 신축성이 있는 프랑스산 벨트를 사용했다.[32]

또 한 가지는 다음 페이지에서 소개할 골반과 골반저근을 회복시키는 운동을 하는 것이다.

 이 운동을 잘만 하면 골반이나 골반저근도 빨리 회복되고 체중이나 체형도 빨리 원상복귀되므로 요실금 예방과 개선에도 도움이 된다. 임신 중에 시작해도 되고 출산 후 시간이 좀 흐른 뒤에 시작해도 효과가 있다.

 그러나 한동안은 복근 운동이나 근육 운동, 등산 같은 심한 운동은 삼가야 한다. 이런 운동은 골반저근에 강한 압박이 가기 때문에 무산소 운동이 되기 쉽다. 따라서 출산 직후에는 적합하지 않다.

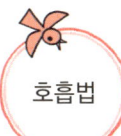

호흡법

호흡법은 언제 어디서든 할 수 있기 때문에 이를 실천하는 것만으로도 골반저근과 같은 몸 안의 근육을 단련시킬 수 있다.

❶ 양반다리처럼 편안한 자세로 등을 펴고 앉아 복식 호흡을 한다. 이때 팔이 앞으로 나오지 않도록 하는 것이 포인트다.

❷ 눈을 감고 입술을 둥글려 숨을 가늘고 길게 천천히 내뱉는다. 갑자기 배를 쑥 집어넣는 것이 아니라 회음부, 하복부, 배꼽 순으로 아래서부터 집어넣는다고 상상한다.

❸ 숨을 다 뱉었으면 자연스럽게 코에서부터 천천히 숨을 들이쉰다. 이때 최대한 많이 들이마시기 위해서는 ❷에서 제대로 내쉬어야 한다. ❶ ~ ❸을 얼마간 계속한다.

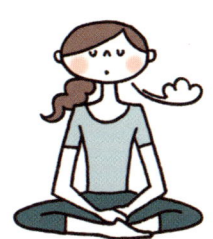

운동 1

출산 직후부터 계속할 수 있는 운동이다.
코에서 숨을 들이마시는 동작을 하면 자궁이나 방광 등 내장을 끌어올리는 효과가 있어 자궁 수축을 돕고 골반저근을 회복시킨다.

❶ 가만히 누워 무릎을 세우고 발바닥을 바닥에 붙인다(발끝을 의자에 얹어도 좋다). 양손은 머리 위로 올려 깍지를 낀다. 골반은 치골이 약간 위로 올라간 상태로 허리와 바닥 사이에 틈이 생기지 않도록 한다. 턱은 조금 당겨 목 뒤를 곧게 한다.

❷ 그대로 전신의 힘을 빼고 휴식한다. 숨을 입에서 길게 뿜어 낸다.

❸ 다 뿜어 낸 상태에서 코를 막고 그대로 숨을 힘차게 들이마신다.

❹ 잠시 참은 후에 코에서 손을 떼고 천천히 숨을 들이쉰다.

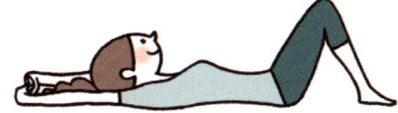

운동 2

조금 여유가 생기면 더 적극적으로 몸을 단련하는 운동을 시작한다. 아기에게 젖을 주거나 아기를 안다 보면 피로해지는 목의 긴장을 푸는 데도 효과적이다.

❶ 운동 1의 ❶과 같은 자세를 취하고 양손을 몸의 좌우로 뻗는다.

❷ 그대로 허리를 바닥에서 들어 올려 호흡을 계속하는데 입에서 숨을 내뱉으면서 하복부를 끌어당기고 소변을 참는 듯한 느낌으로 골반저근을 수축시킨다.

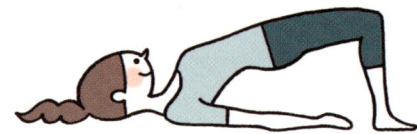

운동 3

마찬가지로 골반저근 회복에 효과적이고 자궁과 장을 움직여서 자궁 수축이나 변비 해소에도 도움을 준다.

❶ 얼굴은 정면을 바라본 채 네 발로 엎드려서 숨을 입에서 천천히 내뱉는다.

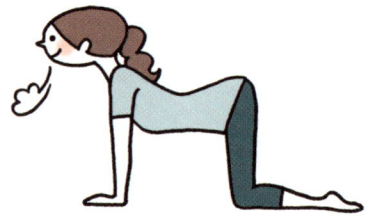

❷ 턱을 당기고 머리를 숙여 하복부와 등이 일직선이 되게 하고 코로 숨을 들이마시는 복식 호흡을 계속한다.

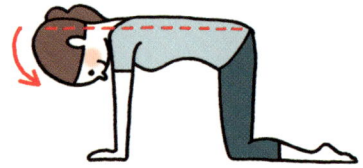

참고 자료:『아기와 함께! 회음 운동(赤ちゃんと一緒に! ペリネのエクササイズ)』, 메디카 출판(メディカ出版).

상처는 어떻게 관리해야 하나요?

회음 절개든 제왕 절개든 의사의 지시가 없는 한 특별히 사후 관리는 필요 없지만 봉합한 부분은 잘 관리해야 한다. 청결을 유지하는 것도 중요하다. 그냥 부드럽게 닦아 주는 것도 좋고 비데나 깨끗한 면을 사용해서 닦아 줘도 괜찮다.

출산 후 며칠은 통증도 심하고 상처가 당기는 듯한 느낌이 들 수밖에 없다. 이렇게 통증이 있을 때는 산부인과에서 진통제를 처방받기 바란다. 재채기나 기침을 할 때 통증을 느낄 수 있지만 이는 시간이 흐르면 자연히 가라앉으므로 염려할 필요가 없다. 하지만 강하게 당기는 듯한 느낌이 있거나 환부가 붓거나 열이 있을 때, 혹은 피나 고름이 나오거나 통증이 심해서 잠을 못 잘 정도일 때는 바로 진찰을 받아야 한다.

또한 파수 후에 제왕 절개를 했을 때, 아기의 자궁 내 감염 때문에 제왕 절개를 했을 때는 상처가 벌어지기 쉬우므로 잘 살펴보아야 한다.

일부 병원에서는 도넛 모양의 방석을 권하는데 원래는 양반 다리가 가장 이상적이다. 도넛 방석은 바닥면에 상처가 직접 닿지 않기 때문에 편하지만 허벅다리 부분이 붕 뜨기 때문에 골반 저근 전체를 보호하거나 회복하는 데는 별로 좋지 않다. 따라서 통증이 심할 때는 어쩔 수 없지만 가능하면 사용하지 않는 편이 좋다.

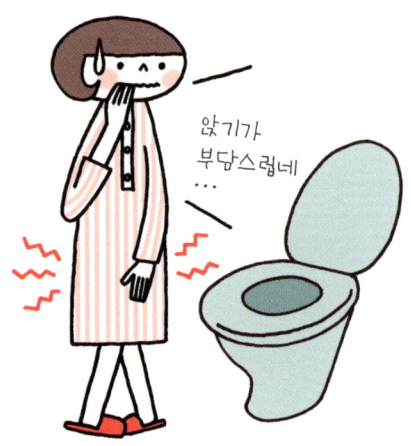

만일 의자에 앉을 수 있다면 바닥에 살짝만 걸터앉고 큰 쿠션 등을 안은 채 앞으로 기대듯이 하면 좋다. 자세를 바꿀 때는 몸을 지탱하는 곳에 한 손을 대고 복식 호흡을 하면서 회음부를 조여 위로 끌어올리듯이 움직이면 힘이 덜 든다.

혹시 선택할 수 있다면 출산 후에는 쪼그려 앉는 재래식 변기도 추천한다. 재래식 변기는 허리를 내린 채로 허벅지 관절보다 무릎이 높아지므로 강하게 힘을 주지 않아도 쉽게 배변을 할 수 있다. 반면에 양변기는 변기에 앉는 바닥면이 높아서 수직방향으로 힘을 주게 되므로 회음이나 골반저근에 부담을 준다. 따라서 집의 화장실이 양변기일 경우 화장실 바닥에 받침을 설치해서 무릎의 위치를 되도록 높게 하자. 가능한 한 구부리는 자세와 비슷하면 좋다. 이렇게 하면 배에만 힘이 들어간 상태로 쉽게 배변을 할 수 있고 골반저근이나 회음부에 부담이 가지 않으며 나아가 항문의 부담도 줄일 수 있어서 치질 예방에도 효과적이다.

또한 제왕 절개의 상처가 켈로이드(keloid, 피부 손상 후 상처 치유 과정에서 섬유 조직이 비정상적으로 밀집해 본래 상처나 염증보다 커지면서 부풀어 오르는 현상-옮긴이) 상태가 되지 않게 하기 위해서는 거즈와 반창고를 사용하면 좋다.

반창고 붙이는 방법

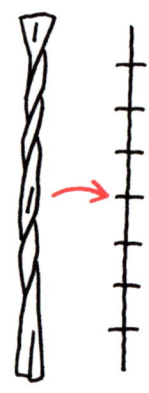

❶ 상처 위에 꽈배기 모양의 거즈를 얹어 가볍게 압박한다.

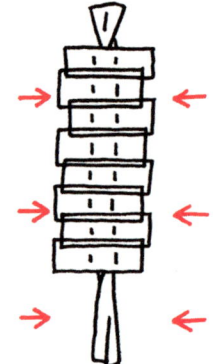

❷ 반창고를 상처와 수직 방향으로 붙이는데 이때 그림처럼 조금씩 겹치면서 붙인다. 상처 부분이 좌우로 붙지 않도록 좌우의 피부를 조금씩 안으로 밀어 넣는 느낌으로 붙인다.

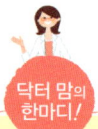

닥터 맘의 한마디!

기본적으로 특별한 관리는 필요 없지만
청결을 유지하고 상처에 부담을 주지 않도록 하자!

모유를 먹이는 편이 좋은가요?

옛날에는 분유가 영양가가 많다고 이를 권장하던 시절도 있었지만 요즘은 모유가 더 각광받고 있다. 그래서 요즘에는 가능하면 모유를 먹이고 싶다고 생각하는 엄마들이 많고 필자 자신도 그랬다.

모유가 좋다고 하는 가장 큰 이유는 모유에 면역력을 길러 주는 성분들이 들어 있기 때문이다. 특히 출산 직후부터 약 5일간 분비되는 노란색의 초유에는 면역 글로불린 A(immunoglobulin A)나 라이소자임(lysozyme, 동물의 조직, 침, 눈물 등에 들어 있는 항균성 효소-옮긴이), 락토페린(lactoferrin, 강한 항바이러스·항균성 물질로 사람과 젖소의 초유에 가장 많이 들어 있다-옮긴이) 등이 들어 있고, 각종 감염을 예방하거나 알레르기 발병 요소를 줄여 준다고 한다.[33] 그리고 분유보다 모유가 더 효과적으로 소화, 흡수되기 때문에 아기의 발육에도 좋다.[34] 또한 놀랍게도 모유는 오더 메이드(order made)다. 예를 들어 조산아를 낳은 엄마의 모유에는 조산아에게 필요한 성분이 가득 들어 있다고 한다.[35]

또한 모유를 먹이면 엄마에게도 좋은 점이 있다. 그중 한 가지는 수유를 하면 유두에 자극이 가해져 옥시토신이 분비됨으로써 아기에게 애정이 생기고, 자궁도 더 잘 수축되어 좀 더 빨리 회복할 수 있다는 사실이다. 또 하나는 수유로 인해 임신 중 늘어난 체중이 더 빨리 빠진다는 점이다. 물론 모유는 분유와 달리 경제적이며 제조하는 데 시간이 걸리지 않는다는 장점도 빠뜨릴 수 없다.

그런데 이런 모유의 장점을 알고 나니 '무슨 일이 있어도 모유 수유를 해야지!' 하고 생각하는 사람들이 많겠지만, 체질적으로 모유가 잘 안 나오는 사람도 있고 전혀 안 나오는 사람 또한 전체의 10%나 된다. 심지어 나머지 90%의 사람이 모유를 나오게 하는 데도 굉장한 노력이 필요하다. 게다가 출산 후 사람마다 몸 상태가 다르며 빈번한 수유는 엄마의 체력을 쉬이 지치게 할 가능성이 있다.

또 직장에 복귀했는데 근무 시간에 가슴이 부풀어 유선염이 생기기도 하고, 옷에 모유가 묻어 곤란할 수도 있다. 휴식 시간에 착유를 하면 된다고 생각할 수 있지만 현실적으로는 어려울 때도 많다.

그러므로 꼭 모유만으로 기르겠다고 지나치게 고집하지 말기를 바란다. 요즘은 공중 위생 상태도 좋고 젖병도 자주 소독할 수 있으므로 분유 자체에서 감염이 될 우려는 별로 없다. 또한 모유로 키운 아이가 더 성공한다는 자료가 있지만, 이는 유아기의 영양 섭취보다는 유전이나 환경의 영향이 더 크며, 모유의 영향만이라고는 단정할 수 없다.

모유 수유를 고집하는 병원 중에는 엄마가 잠을 못자거나 아무리 피곤해도 수시로 수유를 하라고 지시하는 곳이 있다. 하루 8번씩 수유하고 그래도 잘 나오지 않으면 9번, 안 되면 10번까지도…….

물론 출산 직후부터 수유를 자주 할수록 모유가 더 잘 나오는 것은 사실이다. 하지만 분유가 반드시 나쁜 것은 아니므로 모유가 나오지 않을 때는 분유로도 보충하고 엄마가 좀 쉴 수 있도록 배려해 주는 편이 낫지 않을까? 잠을 잘 자야 '프로락틴(prolactin)'이라는 호르몬이 분비되어 모유가 잘 나올 뿐 아니라, 출산 후 바로 무리를 하지 않는 편이 결국 완전 모유 수유의 가능성을 높인다는 보고도 있다.[36]

무리하지 않고 모유를 줄 수 있다면 더 바랄 것이 없겠지만, 상황이 여의치 않으면 혼합 수유도 좋고 분유만 줘도 괜찮다. 엄마가 모유 신화에 집착한 나머지 '모유 수유를 못하다니 엄마로서 자격 미달이야'라고 괴로워하는 것보다 긍정적으로 아이를 기르는 편이 더 바람직하지 않을까?

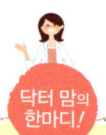

닥터 맘의 한마디!

모유 수유가 좋긴 하지만
혼합 수유나 분유 수유도 괜찮다!

출산 후 성관계는 언제부터 할 수 있나요?

개인차가 있으므로 일괄적으로 말할 수는 없지만 보통 출산 후 6주 정도 지났을 때가 적절하다고 본다. 출산한 지 한 달 후 정기 검사 때 담당 의사에게 문의해 보는 것도 방법이다.

임신 중에 가슴 바로 아래까지 커졌던 자궁은 산후 12시간 후면 거의 절반, 1주일 정도 지나면 주먹만 한 크기로 수축하고 6주 만에 원래의 달걀 크기로 돌아온다. 더불어 그때까지 자궁구도 닫히고, 회음이나 항문의 상처도 아물며, 질 분비물도 차차 사라진다.

물론 수유 중에는 '프로락틴'의 영향으로 성욕이 감퇴하기 때문에 여성은 성관계를 하고 싶은 마음이 들지 않을 수도 있다.

또 에스트로겐의 분비가 줄어들어서 질의 점막이 마르고 딱딱해져서 더 내키지 않는지도 모른다.

외국에는 출산 후 3개월 이내에 80~95%의 사람이 성관계를 재개한다는 자료가 있지만 필자가 출산 한 달 후 정기 점진에서 만나는 엄마들은 '아직 그럴 마음이 안 든다'라는 사람이 대부분이었다.

'하고 싶지만 두렵다'고 한다면 미리 자기 손가락으로 질구나 주변 상태를 확인해 보면 된다. 자신의 손가락을 넣는 것도 두려워서 못한다면 페니스를 삽입하기는 힘들 것이다.

윤활제 등을 사용해도 되지만 굳이 그렇게까지 해서 성관계를 해야 될 필요는 없다. 그래도 스킨십은 중요하기 때문에 임신 중과 마찬가지로 삽입이나 오르가슴에 연연하지 말고 서로의 기분을 존중하는 접촉 방법을 생각해 보기 바란다.

수유 중에는 배란도 억제되는 경향이 있지만 출산 후 한 달 안에 다시 시작되는 사람도 있고, 2~3년간 아예 멈추는 사람도 있다. 배란이 시작되면 호르몬의 균형도 달라지고 일시적으로 빠졌던 머리가 다시 나고 성욕도 생긴다.

그러므로 성관계를 할 때는 출산 직후라도 콘돔을 사용하자. 생리는 배란 후에 시작되므로 생리가 시작된 후에 피임을 하면 너무 늦다. 특히 제왕 절개를 한 사람은 최소한 반 년에서 1년은 지난 후에 다시 임신을 하는 편이 좋으므로 주의한다. 반대로 빨리 둘째를 갖고 싶은데 좀처럼 배란이나 생리가 시작되지 않을 때는 산부인과 의사와 의논하기 바란다.

참고 자료: J Sex Med. 2010 Aug; 7(8): 2782-90.

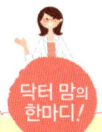

닥터 맘의
한마디!

출산 후 6주 후 정도가 보통이다.
출산 한 달 뒤 정기 검사에서 의사에게 물어 보자!

산후 우울증이 오면

　산후 우울증이라고 하면 '임신 중에 불안이나 우울증에 시달리는 현상'이라고 생각하는 사람이 많지만 사실은 출산 후 3~10일 사이에 일시적으로 좌절감을 느끼는 현상을 말한다. 그 원인은 출산과 동시에 여성 호르몬 분비가 급격히 감소하기 때문이다. 물론 수유 등 익숙하지 않은 일에 쫓기는 것도 원인 중 하나다. 약 30~50%의 산모가 이런 산후 우울증에 걸리지만 2주 정도 지나면 대개 나아지기 마련이다. 필자 자신도 출산 후 열흘 정도는 정상이 아니었던 것 같다. 내 아기보다 다른 사람의 아기가 더 많이 자란 사실에 안절부절 못하기도 하고, 사회로부터 고립된 듯한 소외감 때문에 불안했다. 친정에서 산후 조리를 해서 어머니와 동생들이 살뜰히 보살펴 주었는데도 산후 우울증은 어김없이 찾아왔다. 만일 당시 나 혼자서 아기를 돌봤더라면 생각만 해도 오싹하다. 또 이렇게 산후 직후가 아니더라도 육아에 쫓기다 보면 소외감이나 우울함을 느낄 때가 많다.

　그러므로 임신했을 때부터 친구나 가족, 배우자와의 관계를 되돌아보고 이를 더 돈독히 해야겠다. 기댈 곳이 많이 있으면 틀림없이 마음이 편해진다. 그리고 출산 직후에 우울증에 걸리기 쉬우므로 친구나 가족은 물론 공공 시설의 상담 센터나 보건사, 의사 등과도 충분히 이야기할 수 있다는 사실을 기억하기 바란다.

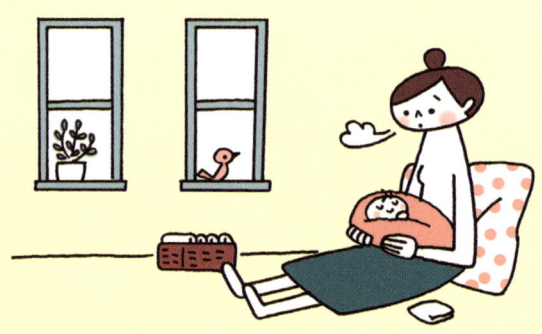

맺음말

 '임신은 병이 아니다'라고들 하지만 임신을 하면 몸에 큰 변화가 일어나는 것은 사실이고, 출산하지 않으면 끝나지 않는다는 점에서 하나의 주술에 걸린 것과도 같다. 내 몸이지만 내 마음대로 되질 않는다. 한마디로 아기는 자신과는 별개의 생물체고 '내 능력으로 낳는다'라기보다는 '내 몸이 낳게 해 준다'란 느낌이 든다. 그러나 흔히 생각하는 것처럼 '입덧은 어리광'이라든지 '자기 관리를 잘하면 쉽게 낳는다'라는 식의 말들을 믿거나, 순산하려고 노력하면 얼마든 그 고통을 조절할 수 있다고 생각해서는 안 된다. 이런 이야기들은 '임신 중에 불이 난 것을 보면 아기에게 멍이 든다'라고 하는 것과 마찬가지로 아무 근거 없는 유언비어에 지나지 않는다.

그런데 '말도 안 돼!'라고 생각하다가도 여러 사람들이 입 모아 말하는 걸 듣거나 각종 사이트에 나온 정보들을 보고 있으면 '이렇게 많은 사람들이 말하는 걸 보면 사실인가?' 하는 생각이 들게 마련이다.

이제 이 책을 읽은 여러분은 많은 사람이 하는 말이라고 다 사실은 아니라는 것을 깨달았을 것이다. 임신 중에 먹으면 안 된다고들 하는 음식과, 정말 조심해야 하는 음식은 다르다는 것도 알았을 것이고, 체중을 적게 유지한다고 해서 다 순산을 할 수 있는 것도 아니라는 사실도 이해했을 것이다.

신기하게도 수많은 미신과 유언비어에 고민하던 임신부들도 출산을 하고 나면 예비 엄마들에게 똑같은 조언을 하곤 한다. 그래서 오해와 불안은 계속해서 대를 이어 간다.

부디 이 책을 읽은 독자들만큼은 제대로 된 상식을 예비 엄마들에게 전달해 주기 바란다.

모든 엄마들이 임신과 출산이라는 힘든 과정을 더욱 즐겁고 건강하게 보내길 기원하면서……

Have a nice baby!

송미현

주

1) Psychol Med. 2013 Feb; 43(2): 239-57, Dev Neurobiol. 2012 Oct; 72(10): 1272-6.
2) Obstet Gynecol Clin North Am. 2012 Mar; 39(1): 17-23, vii.
3) 일본 후생성 보도자료(厚生労働省報道資料), http://www1.mhlw.go.jp/houdou/1212/h1228-1_18.html
4) 다구치 히로구니(田口博国) 외, 「식품 속의 엽산에 관한 연구: (II) 가열 조리에 의한 식품 속의 엽산 손실(食品中の葉酸含量に関する研究: (II) 食品中の葉酸の加熱調理による損失)」, 『비타민(ビタミン)』, 47(1), 21-25, 1973-01-25.
5) Women birth, 2013 March; 26(1): e26-30.
6) Paediatr Perinat Epidemiol. 2012 July; 26 Suppl 1: 55-74.
7) 도라노몽 병원 산부인과(虎ノ門病院産婦人科) 1989.1~1997.7 자료, 「산모 연령과 유산(母体年齢と流産)」, 『주산기 의학(周産期医学)』 vol 21, no. 12, 1991-12.
8) J Infect dis. 2011 Sep 1; 204 Suppl 2: S713-7.
9) 미즈노 가츠미(水野克己), 미즈노 노리코(水野紀子), 『모유육아 지원 강좌(母乳児支援講座)』, 남산당(南山堂).
10) 토치회(トーチの会) 사이트, http://www.toxo-cmv.org
11) 일본 국립성육의료연구센터(国立成育医療研究センター), http://www.ncchd.go.jp/kusuri, 한국의 경우 다음 사이트 참조. http://www.mothersafe.or.kr
12) N Engl J Med. 2000 Dec 21; 343(25): 1839-45.
13) BJOG. 2013 Oct; 120(11): 1340-47.
14) J Obstet Gynaecol Res. 2010 Oct; 36(5): 1071-4.
15) Obstet Gynaecol 2013 Jun; 121(6): 1187-94.
16) Clin Exp Allergy. 1999 May; 29(5): 611-7.
17) FREQUENTLY ASKED QUESTIONS FAQ0119 PREGNANCY.
18) FREQUENTLY ASKED QUESTIONS FAQ032 PREGNANCY. 참고: J Sex Med 2010. Aug; 7(8): 2782-90.
19) Hypertension. 2000 Nov; 36(5): 790-4.
20) Diabetologia. 1994 Feb; 37(2): 150-4.
21) N Engl Med. 1991 Sep 26; 325(13): 911-6.
22) 23rd Edition Williams Obstetrics.
23) 일본임신고혈압학회(日本妊娠高血圧学会), http://jsshp.umin.jp/i_9-qa_use.html#Q6
24-25) 일본당뇨병·임신학회(日本糖尿病·妊娠学会), http://www.dm-net.co.jp/jsdp/qa/e/q02/
26) 일본당뇨병·임신학회, http://www.dm-net.co.jp/jsdp/qa/e/q06/
27-28) Kypros H. Nicolaides, The 11-13+6 Weeks Scan, Fetal Medicine Foundation, London 2004.
29) 23rd Edition Williams Obstetrics.
30) 『병이 보이는(vol. 10) 산과(病気がみえる(vol.10)産科)』, 메딕미디어(メディックメディア).
31) http://www.physiomat.com
32-36) 주석 9번 참조.

산부인과 의사 엄마의
첫 임신·출산 핵심 가이드

1판 1쇄 인쇄 2015년 6월 23일
1판 1쇄 발행 2015년 6월 30일

지은이 송미현
옮긴이 황혜숙
감수자 이석수

발행인 김기중
주간 신선영
편집 강정민, 이지예, 정다혜
마케팅 한솔미
펴낸곳 도서출판 예밀
주소 서울시 마포구 동교로 18길 31(서교동) 카사플로라 빌딩 2층 (121-894)
전화 02-3141-8301
팩스 02-3141-8303
이메일 thesouppub@naver.com
페이스북 페이지:@thesoupbook, **트위터**:@thesouppub
출판신고 2012년 10월 10일 제 2012-000321호

ISBN 978-89-969599-7-7 (13590)

※ 이 책은 도서출판 예밀이 저작권자와의 계약에 따라 발행한 것이므로
  본사의 서면 허락 없이는 어떠한 형태나 수단으로도 이 책의 내용을 이용하지 못합니다.
※ 잘못된 책은 구입하신 곳에서 바꾸어 드립니다.
※ 책값은 뒤표지에 있습니다.